essentials

Essentials liefern aktuelles Wissen in konzentrierter Form. Die Essenz dessen, worauf es als „State-of-the-Art" in der gegenwärtigen Fachdiskussion oder in der Praxis ankommt. *Essentials* informieren schnell, unkompliziert und verständlich

- als Einführung in ein aktuelles Thema aus Ihrem Fachgebiet
- als Einstieg in ein für Sie noch unbekanntes Themenfeld
- als Einblick, um zum Thema mitreden zu können

Die Bücher in elektronischer und gedruckter Form bringen das Fachwissen von Springerautor*innen kompakt zur Darstellung. Sie sind besonders für die Nutzung als eBook auf Tablet-PCs, eBook-Readern und Smartphones geeignet. *Essentials* sind Wissensbausteine aus den Wirtschafts-, Sozial- und Geisteswissenschaften, aus Technik und Naturwissenschaften sowie aus Medizin, Psychologie und Gesundheitsberufen. Von renommierten Autor*innen aller Springer-Verlagsmarken.

Ceren Doğan

Sexuelle Diversität in der Psychotherapie

Gendersensible Ansätze für die klinische Arbeit mit LGBTQ*-Personen

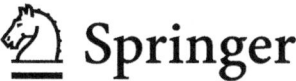

Ceren Doğan
Universitätsklinikum Heidelberg
Institut für Psychosoziale Prävention
Heidelberg, Deutschland

ISSN 2197-6708　　　　　　ISSN 2197-6716　(electronic)
essentials
ISBN 978-3-662-72203-9　　　ISBN 978-3-662-72204-6　(eBook)
https://doi.org/10.1007/978-3-662-72204-6

Die Deutsche Nationalbibliothek verzeichnet diese Publikation in der Deutschen Nationalbibliografie; detaillierte bibliografische Daten sind im Internet über https://portal.dnb.de abrufbar.

© Der/die Herausgeber bzw. der/die Autor(en), exklusiv lizenziert an Springer-Verlag GmbH, DE, ein Teil von Springer Nature 2025

Das Werk einschließlich aller seiner Teile ist urheberrechtlich geschützt. Jede Verwertung, die nicht ausdrücklich vom Urheberrechtsgesetz zugelassen ist, bedarf der vorherigen Zustimmung des Verlags. Das gilt insbesondere für Vervielfältigungen, Bearbeitungen, Übersetzungen, Mikroverfilmungen und die Einspeicherung und Verarbeitung in elektronischen Systemen.
Die Wiedergabe von allgemein beschreibenden Bezeichnungen, Marken, Unternehmensnamen etc. in diesem Werk bedeutet nicht, dass diese frei durch jede Person benutzt werden dürfen. Die Berechtigung zur Benutzung unterliegt, auch ohne gesonderten Hinweis hierzu, den Regeln des Markenrechts. Die Rechte des/der jeweiligen Zeicheninhaber*in sind zu beachten.
Der Verlag, die Autor*innen und die Herausgeber*innen gehen davon aus, dass die Angaben und Informationen in diesem Werk zum Zeitpunkt der Veröffentlichung vollständig und korrekt sind. Weder der Verlag noch die Autor*innen oder die Herausgeber*innen übernehmen, ausdrücklich oder implizit, Gewähr für den Inhalt des Werkes, etwaige Fehler oder Äußerungen. Der Verlag bleibt im Hinblick auf geografische Zuordnungen und Gebietsbezeichnungen in veröffentlichten Karten und Institutionsadressen neutral.

Planung/Lektorat: Monika Radecki
Springer ist ein Imprint der eingetragenen Gesellschaft Springer-Verlag GmbH, DE und ist ein Teil von Springer Nature.
Die Anschrift der Gesellschaft ist: Heidelberger Platz 3, 14197 Berlin, Germany

Wenn Sie dieses Produkt entsorgen, geben Sie das Papier bitte zum Recycling.

Was Sie in diesem *essential* finden können

- Grundlagen der Identitäts- und Sozialisationserfahrung von homo- und bisexuellen sowie trans Personen
- Einen Überblick über die Rolle von Diskriminierung, Mikroaggressionen und Minderheitenstress für die Entstehung und Aufrechterhaltung von psychischen Störungen
- Eine Einführung in die affirmative Psychotherapie mit LGBTQ*-Personen
- Ausführungen zu typischen Beziehungsdynamiken in der Therapie
- Eine Ausführung wichtiger therapeutischer Themen

Danksagung

Ich möchte mich herzlich bei Myriam Sauer für die Kommentare zu einer früheren Fassung dieses Manuskriptes bedanken.

Inhaltsverzeichnis

1	**Einleitung**...	1
2	**Grundlagen**	5
	2.1 Geschlechtigkeit.....................................	6
	2.2 Identitätsentwicklung und Homosexualität	11
	2.3 Transidentität.......................................	13
3	**LGBTQ*-Personen und Psychische Gesundheit**	19
	3.1 Diskriminierung.....................................	20
	3.2 Mikroaggressionen...................................	22
	3.3 Minderheiten-Stress-Modell	25
4	**Psychotherapeutische Arbeit mit LGBTQ*-Personen**...........	29
	4.1 Allgemeine therapeutische Grundsätze	30
	4.2 Die therapeutische Beziehung	35
	4.3 Therapeutische Themen...............................	44

Schlussbemerkung 51

Was Sie aus diesem *essential* mitnehmen können 53

Literatur... 55

Über die Autorin

Ceren Doğan, Dr. Dipl.-Psych. Institut für Psychosoziale Prävention, Universitätsklinikum Heidelberg, Bergheimer Str. 54, 69115 Heidelberg,; Psychoanalytisches Institut Heidelberg (DPV, IPV), Ringstrasse 19a, 69115 Heidelberg

Einleitung

Sexualität macht einen bedeutsamen Teil der Gesamtpersönlichkeit eines Menschen aus. Sie stellt für die meisten einen wichtigen Aspekt ihres Lebens, dar, und beeinflusst das psychische und physische Wohlbefinden. Jeder Mensch verfügt über eine geschlechtsbezogene Identität bzw. ein geschlechtliches Selbstverständnis sowie eine sexuelle Orientierung auf potenzielle oder reale Partner*innen. Tatsache ist jedoch, dass die Vielfalt sexueller Orientierungen und geschlechtlicher Identitäten immer noch zu wenig Eingang in die psychotherapeutischen Aus- und Fortbildungen findet. Dies führt oftmals dazu, dass sich vor allem jüngere Therapeut*innen aus mangelndem Wissen „sexuelle Diversität" in der Therapie nicht so recht zutrauen bzw. sich überfordert fühlen. Dieses essential soll hier Abhilfe schaffen, in dem es für die speziellen Erfahrungen und Bedürfnisse von LGBTQ* -Personen (Lesbian, Gay, Bisexual, Trans, Queer und „Mehr")[1] sensibilisiert und dabei hilft, Beratung und/oder Therapie aufsuchende Menschen bestmöglich zu unterstützen.

---

[1] Der Begriff *queer* wird in gegenwärtigen Diskursen auf mindestens zwei deutlich unterscheidbare Weisen verwendet: Einerseits wird *queer* als pragmatische Sammelbezeichnung für sexuelle und geschlechtliche Minoritäten nutzt – etwa als kürzere Alternative zur Aufzählung von LGBTQ*, manchmal erweitert um weitere Buchstaben oder Symbole (wie + oder IA). In dieser Verwendung fungiert *queer* als inklusiver, identitätspolitischer Marker, der vielfältige Lebens- und Liebesformen unter einem gemeinsamen Begriff versammelt. Demgegenüber steht ein theoretisch konzeptueller Gebrauch, der sich nicht (nur) auf Identitäten bezieht, sondern *queer* als kritische Haltung oder epistemologisches Projekt versteht, nämlich als eine Position der Verweigerung gegenüber heteronormativen, reproduktionsorientierten und sozialkonformen Ordnungen (z. B. Edelman, 2004). In diesem Essential wird *queer* als Bezeichnung für sexuelle und geschlechtliche Minoritäten.

© Der/die Autor(en), exklusiv lizenziert an Springer-Verlag GmbH, DE, ein Teil von Springer Nature 2025
C. Doğan, *Sexuelle Diversität in der Psychotherapie*, essentials,
https://doi.org/10.1007/978-3-662-72204-6_1

Wir alle – und dazu gehören selbstverständlich auch Psychotherapeut*innen (und zwar ganz unabhängig von ihrer eigenen Sexualität und Geschlechtsidentität) – wurden in einer sog. *cis-heteronormativen Geschlechterordnung* sozialisiert bzw. leben aktuell in dieser. In der wird Geschlecht für gewöhnlich ausschließlich als männlich oder weiblich – d. h. als *binär* – gedacht. Die Vorsilbe *cis-* unterstreicht die weitverbreitete Grundannahme, dass die meisten Menschen sich mit ihrem biologischen Geschlecht identifizieren, d. h. dass es eine Übereinstimmung zwischen dem bei der Geburt zugewiesenen Geschlecht und dem Selbsterleben als Frau oder Mann gibt. *Heterosexuell* ist unsere gesellschaftliche Ordnung, weil wir tendenziell zunächst davon ausgehen, dass Frauen Männer lieben und sexuell begehren, und Männer Frauen. Der heterosexuellen und cis-geschlechtlichen Vorannahme folgend werden in der alltäglichen sozialen Interaktion Heterosexualität und eine gendernormative Lebensweise unreflektiert und „automatisiert" vorausgesetzt. Cisgeschlechtlich und heterosexuell lebende Personen können sich demnach in das soziale und kulturelle Gefüge, dem diese Matrix zugrunde liegt, selbstverständlich und nahtlos einfügen. Dabei werden sie von ihrem Umfeld in ihrer Sozialisation in der Regel validiert und unterstützt. Dies gilt jedoch nicht für alle Sexualitäten.

Denn obwohl LGBTQ*- bzw. queere Personen in der Öffentlichkeit sichtbarer geworden sind, bleiben gesellschaftliche Diskriminierung und Stigmatisierung immer noch für viele Realität mit vielerlei psychosozialen Folgen. Zu diesen Folgen gehört auch eine erhöhte Wahrscheinlichkeit für psychische Erkrankungen wie Depressionen, Ängste, selbstverletzendes Verhalten oder suizidale Gedanken. Zur Entstehung und Aufrechterhaltung des psychischen Leids können unterschiedliche Faktoren, die sich aus dem vermeintlichen „Anderssein" oder Nonkonformität in der Mehrheitsgesellschaft ergeben, beitragen: manifeste oder latente Diskriminierungserfahrungen, Ablehnung durch Familie und Bekannte, soziale Exklusion am Arbeitsplatz, internalisierte Homo- oder Transnegativität, und der sog. Minderheitenstress. Diese Faktoren – auf die im Verlauf des vorliegenden Buches noch näher eingegangen wird – stellen allesamt Hürden und Hindernisse für eine ungestörte, gesunde psychische Entwicklung dar. Oftmals lassen sich nichtvalidierende Erfahrungen bis ins frühe Kindesalter verfolgen, und zur Entstehung von Gefühlen der Hoffnungslosigkeit, Einsamkeit, geringem Selbstwert bis hin zu Selbsthass im Erwachsenenalter beitragen.

Was Menschen in die Therapie bringt, ist oftmals der (chronische) Stress, der mit der Verheimlichung der eigenen Sexualität oder Identität einhergeht, und in der Folge, d. h. reaktiv depressive Symptome oder Ängste hervorruft. In der Therapie geht es dann darum, gemeinsam Möglichkeiten zu erarbeiten, diesen Stress zu reduzieren, z. B. in dem der Coming-Out Prozess, sofern er gewünscht wird,

1 Einleitung

vorbereitet und therapeutisch begleitet wird. Als ein weiteres Bespiel kann sie Erarbeitung von Verhaltensweisen und Copingstrategien zur Bewältigung von stressauslösenden Alltagssituationen genannt werden. Dabei ist aber auch wichtig zu betonen, dass nicht in jeder Therapie die Sexualität thematisch im Vordergrund stehen muss und schon gar nicht mit Nachdruck problematisiert werden sollte. Die Entstehung und Aufrechterhaltung von psychischen Erkrankungen ist multifaktoriell, auch wenn wir wissen, dass die Zugehörigkeit zu einer gesellschaftlichen Minderheit die Vulnerabilität für bestimmte Erkrankungen erhöht. Doch auch hier gilt das therapeutische Prinzip: Wenn etwas wichtig ist, wird es im Laufe der Therapie direkt oder indirekt zur Sprache kommen. Ein besonderes Augenmerk in diesem Buch wird auf die therapeutische Beziehung gelegt werden, da diese maßgeblich zu einem positiven (oder negativen) Behandlungsverlauf beiträgt.

Transgeschlechtlichkeit oder Homosexualität stellen keine Pathologien, sondern *Varianten* der menschlichen Sexualität und sexuellen Identität dar. Vor dem Hintergrund der medizinisch-psychotherapeutischen Historie sowie der jahrhundertelangen anhaltenden juristischen Beachteilungen kann dies nicht häufig genug betont werden kann. Patient*innen selbst suchen nicht eine Beratung oder Therapie auf, weil sie homosexuell oder transgender sind. Sie kommen wie alle Therapiesuchenden zu uns, weil sie unter krankheitswertigen psychischen Symptomen leiden und sich Unterstützung wünschen. Eine Besonderheit stellen jene Menschen mit einem Transitionsbegehren dar, die keinen grundsätzlichen Therapiebedarf haben, sondern für die seitens der Kostenträger (d. h. gesetzliche und private Krankenkassen) ein psychotherapeutisches Gutachten eine formale Voraussetzung zu gender-affirmative bz. geschlechtsangleichende Maßnahmen darstellt. Tab. 1.1 gibt eine erste Übersicht über die Wechselwirkung zwischen der sexuellen Orientierung sowie der sexuellen Identität und der Aufrechterhaltung der psychischen Erkrankung:

Einige abschließende Worte noch zu Form und Inhalt dieses *essentials:*

Sexuelle Diversität ist divers. In diesem Buch werde ich mich aus Platzgründen auf homosexuelle, bisexuelle und trans Personen fokussieren und andere Formen von gelebter Sexualität und Identität (non-binäre, asexuelle, intersexuelle usw.) aussparen müssen. Die Situation von intersexuellen Menschen bringt spezifische Lebenslagen und Diskriminierungen mit sich, die eine eigene Abhandlung erfordern. Einige der hier beschriebenen Erfahrungen, insbesondere die therapeutische Haltung und Beziehung, gilt sicherlich auch für die Arbeit mit intersexuellen Menschen. Auch steht die begleitende Psychotherapie im Rahmen eines (medizinisch durchzuführenden) Transitionswunsches nicht dezidert im

Tab. 1.1 Entstehung und Aufrechterhaltung der psychischen Erkrankung in Relation zur Sexualität

Entstehung und Aufrechterhaltung der psychischen Erkrankung	Implikationen für therapeutisches Vorgehen
… unabhängig von der Sexualität	Richtlinienpsychotherapie lege artis
… als Folge von Diskriminierungserfahrungen, Minderheitenstress usw.	Psychotherapeutische Interventionen mit Fokus auf Selbstwertstärkung, Umgang mit Scham- und Schulgefühlen, Selbstakzeptanz. Begleitung des Coming-Out Prozesses, Alltagsbewältigung
… aufgrund einer Geschlechtsinkongruenz	s. o., zusätzlich Krisenintervention, Beratung über mögliche geschlechtsangleichende Maßnahmen
… im Verlauf oder nach Beendigung des Transitionsprozesses	Umgang mit inneren Erwartungen und Ängsten, Identitätskonsolidierung als trans Mann oder trans Frau, supportiv-therapeutische Begleitung der Alltags- und Beziehungsgestaltung

Vordergrund bzw. wird nur gestreift. Hier sei auf anderweitige, einschlägige Literatur (z. B. Rautenberg, 2022) verwiesen.

Wie Sie beim Lesen bemerkt haben werden, verwende ich die Schreibweise *Patient*innen, Therapeut*innen, Trans*person* usw., wobei der Asterisk (das Sternchen) als Platzhalter für alle möglichen Formen der Ausgestaltung der Sexualität stehen soll.

Neben fiktiven (an klinischen Fällen angelehnten) Fallbeispielen finden Sie in dem Buch einige Film- und Hörtipps bzw. Podcasts, um sich bei Interesse eingehender mit dem Thema der sexuellen Diversität mit ihren individuellen und gesellschaftlichen Aspekten vertraut machen zu können.

Grundlagen

Mit dem Akronym LGBTQ* (Lesbian, Gay, Bi, Trans, Queer und „Mehr") werden die verschiedenen Ausprägungen menschlicher Sexualität und sexueller Identität beschrieben. So hilfreich der Begriff zur Orientierung sein kann, so sehr birgt er auch die Gefahr der Verallgemeinerung in sich, und dabei Gefahr läuft, die Diversität innerhalb der Gruppe und Einzigartigkeit ihrer Individuen zu übersehen. In den letzten Jahren hat sich dennoch sowohl in den entsprechenden Communities, als auch in der Forschungsliteratur der Begriff „Queer" durchgesetzt. Mit dieser Bezeichnung sollen allen nicht cis-heteronormativen Sexualitäten und damit verbundenen Selbstverständnissen und Lebensformen Rechnung getragen werden. Das Empfinden der eigenen sexuellen Orientierung und Geschlechtlichkeit kann sich wandeln, ist jedoch nicht gezielt beeinflussbar (Wolf, 2012). Innerhalb eines urbanen Kontextes in Deutschland wird derzeit ausgehen, dass sich über 5 % der Erwachsenen als „queer", „lesbisch", „schwul", „trans", „nicht-binär" usw. bezeichnen.

In Bezug auf die therapeutische Praxis mit queeren Personen ist es zunächst sinnvoll, sowohl das Besondere, als auch das Gemeinsame zwischen den jeweiligen Subgruppen zu betrachten. In diesem Kapitel werden daher einige begriffliche Differenzierungen vorgenommen (Abschn. 2.1) und anschließend die Identitäts- und Sozialisationserfahrung von homo- und bisexuellen sowie trans Personen beleuchtet (Abschn. 2.2 und 2.3).

2.1 Geschlechtigkeit

Die erste Unterscheidung, mit der die meisten Leser*innen vertraut sein dürften, betrifft die zwischen dem bei der Geburt zugewiesenen Geschlecht (engl. „sex"), die zumeist anhand biologischer Merkmale (genital, chromosomal, hormonal) vorgenommen wird, und dem sog. Gender. Weitere Dimensionen der Geschlechtigkeit sind, wie in der Abb. 2.1. dargestellt, die sexuelle Orientierung sowie die Geschlechtsidentität. Diese interagieren miteinander, sind aber nicht voneinander abhängig.

Bei dem zugewiesenen **Geschlecht** handelt es sich in Deutschland bis vor Kurzem um jene Kategorie auf der Geburtsurkunde, die anhand biologischer Merkmale angekreuzt wurde. Seit 2024 erlaubt das deutschen Personenstandsgesetz (PStG) neben den Kategorien „männlich", „weiblich" auch die Möglichkeit, „divers" als Geschlecht eintragen zu lassen. Die Option, gar keinen Eintrag vorzunehmen, ist an spezifische medizinisch attestierte Voraussetzungen gebunden (Intergeschlechtlichkeit). Ab dem 18. Lebensjahr kann auf Antrag eine Änderung des Geschlechtseintrags (und der Vornamen) gestellt werden, ab dem 14. Lebensjahr mit Zustimmung der Sorgeberechtigten. Bisher waren dafür zwei Sachverständigengutachten sowie eine gerichtliche Entscheidung notwendig, was viele Betroffene als diskriminierend und pathologisierend empfunden haben.

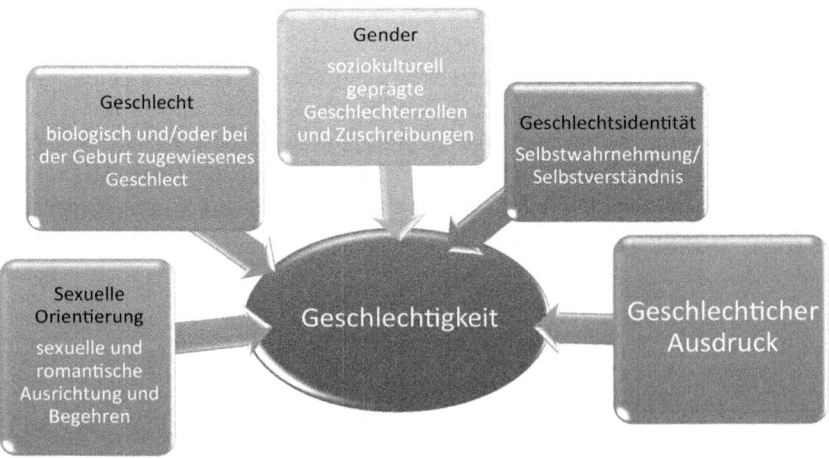

Abb. 2.1 Dimensionen der menschlichen Geschlechtigkeit. (Eigene Darstellung)

2.1 Geschlechtigkeit

In der Schweiz ist seit 2021 die Änderung des Geschlechtseintrages ab dem 16. Lebensjahr auf ähnliche Weise möglich, die Kategorie „divers" gibt es jedoch bisher nicht. In Österreich ist eine fachärztliche oder psychotherapeutische Stellungnahme immer noch Bedingung für einen Wechsel von „weiblich" zu „männlich" bzw. umgekehrt. Die Kategorien „inter", „divers", „offen" als Geschlechtseintrag sind bisher nur für intergeschlechtliche Individuen mit entsprechender medizinischer Diagnosestellung möglich. Die Personenstandsänderung ist in allen Ländern eine Voraussetzung, um juristisch (z. B. vor Ämtern und Behörden), am Arbeitsplatz und bei der Kranken- und Sozialversicherung in der eigenen Geschlechtsidentität anerkannt zu werden. O'Donnokoé und Langer (2024) beschreiben Geschlecht als „mediopassives Geschehen". Damit meinen sie, dass Geschlecht weder rein biologisch gegeben (gänzlich passiv) noch willentlich gewählt ist (gänzlich aktiv), sondern in einem Zwischenbereich entsteht – zwischen den Einwirkungen sozialer Anrufung (durch Interaktionen, Normen, Bedeutungen, Bilder usw.) und der nachträglichen Aneignung durch das Subjekt selbst.

Gender beschreibt (v. a. im wissenschaftlichen Diskurs) das sozial konstruierte Geschlecht, nach dem unterschiedliche Geschlechtspräsentationen mit bestimmten sozialen Rollen, Persönlichkeitseigenschaften, Verhalten (z. B. Lebensplanung und Sexualität) in die Kategorien Männlichkeit und Weiblichkeit eingeordnet werden. Das soziale Geschlecht einer Person ist stark von den jeweiligen gesellschaftlichen Normen anhängig, historisch situiert und nicht selten inhaltlich ambivalent: Was z. B. in Schweden als „typisch weiblich" gilt enthält neben vielen Ähnlichkeiten, auch markante Unterschiede zu den Geschlechtszuschreibungen z. B. in Japan oder Ägypten. Aber auch innerhalb einer Kultur kann geschlechterrollenkonformes Verhalten in sich ambivalent und konfliktbehaftet sein: In westlichen Ländern (z. B. Europa, Kanada, USA) besteht z. B. das Bild der „idealen Weiblichkeit" aus einer zum Teil in sich widersprüchlichen Liste von Attributen: anhänglich *und* autonom, häuslich-familiär *und* karriereorientiert; hilfesuchend *und* autark usw.

Filmtipp: Der Film *Barbie* (USA, 2023) trägt einige dieser genannten Ambivalenzen und Konflikte, die mit Genderungleichheit und geschlechtstypischen Rollenverhalten in Verbindung stehen, auf die Leinwand. In Barbieland werden Geschlechterstereotypen invertiert und auf eine komisch-groteske Art auf die Spitze getrieben. Die Kens sind den Barbies untergeordnet, unemanzipiert, emotional fragil, und unbeholfen. Barbies hingehen besetzen alle gesellschaftlich relevanten Positionen, verfügen über alle Besitztümer und haben die absolute Entscheidungsmacht. Erst als die Kens hinterrücks Barbieland erobern und das Patriarchat einführen, bricht ein unerbittlicher Geschlechterkampf aus. Dass der Film zum erfolgreichsten Kinofilm des Jahres wurde, verweist auf die Aktualität und Dringlichkeit der Themen rund um Weiblichkeits- und Männlichkeitsnormen und Genderungleichheit (vgl. Doğan, 2024a).

Die **Geschlechtsidentität** ist Teil der Ich-Identität und beschreibt den Kern unseres Selbst, d. h. unsere inneren Überzeugung und Wahrnehmungen darüber, *wer wir sind*. Die Geschlechtsidentität gibt das grundlegende innere Gefühl wieder, einem, keinem, oder beiden Geschlechtern anzugehören. Unter der Geschlechtsidentität wird also die subjektive Identifikation mit einem Geschlecht verstanden. Eine Person kann sich demnach als weiblich, männlich, non-binär oder transident bzw. als trans*Frau oder trans*Mann definieren. Als *cisgender* werden Menschen bezeichnet, bei denen die Geschlechtsidentität mit dem bei der Geburt zugewiesenen Geschlecht einhergeht, als *transident* oder *transgender* wiederum jene, deren Geschlechtsidentität mit dem bei der Geburt zugewiesenen Geschlecht nicht einhergeht, also nicht kongruent ist. Als non-binär bezeichnen sich in der Regel jene Menschen, die ihre Geschlechtigkeit als dimensional und fluide erleben, und nicht als eindeutig männlich *oder* als weiblich, sondern sowohl dem einen, als auch dem anderen Geschlecht zugehörig, wobei die Gewichtung individuell variiert und situationsabhängig anders gewichtet sein kann.

Praxiswissen: In der englischen Sprache wurde der Begriff *queer* im 19. Jahrhundert als eine abwertende Bezeichnung für nicht hetero-cisnormative Menschen gebraucht. Ab den 1980er Jahren wurde der Begriff „queer" jedoch von einigen Mitgliedern der LGBTQ*-Community als Symbol des Dissens und der Zelebrierung sexuellen Vielfalt wieder aufgegriffen und ist jetzt fest in Alltagssprache und Wissenschaft verankert (Worthen, 2023). In den letzten Jahren entstand in Abgrenzung zu „queer" der Begriff „cuy-r" in der lateinamerikanischen LGBTQ*-Community. Mit dieser Begriffsneuschöpfung, welcher immer mehr Eingang in den akademischen Diskurs findet, soll eine Sensibilisierung für die die Unterschiede der queeren Lebensrealitäten und -erfahrungen zwischen dem globalen Norden (USA, Kanada, Europa) und dem globalen Süden (Süd- und Mittelamerika) erreicht werden. (Rhodes & Alexander, 2022).

Die **sexuelle Orientierung** meint die persönliche sexuelle und/oder romantische Ausrichtung einer Person auf ein Gegenüber. Die Kategorien „heterosexuell", „homosexuell" oder „bisexuell" sind jedoch zur Bestimmung der sexuellen Orientierung nur bedingt ausreichend, da sie erstens Gender und Geschlecht als binär strukturiert (männlich *oder* weiblich) verstehen, wonach ein Mensch nur einen Mann und/oder eine Frau begehren kann, und zweitens, weil sie nicht zwangsläufig alles über die gelebte Sexualität oder Beziehungsgestaltung einer Person verraten. So kann eine Frau, die ausschließlich romantische Beziehungen zu Männern pflegt, gleichzeitig Frauen sexuell begehren und weibliche Sexualpartnerinnen haben, ohne dass sie sich selbst als homosexuell identifizieren würde.

> **Praxiswissen:** Aus der Forschung ist bekannt, dass sich prähomosexuelle Jungen und Mädchen sowie transidente Kinder im Vorschul- und Grundschulalter in der Tendenz weniger an gesellschaftlich vorgegebene Geschlechterrollenerwartungen angepasst zeigen. Dadurch werden sie eher Ziel von diskriminierendem, ausschließendem Verhaltens. Gemäß der Minderheitenstresstheorie (vgl. Abschn. 3.2) untergräbt die frühe und anhaltende Exposition gegenüber identitätsbasierter Diskriminierung, Mobbing und Ablehnung durch Gleichaltrige sowie Nichtakzeptanz durch die Familie die psychische Gesundheit von queeren Personen über die gesamte Lebensspanne (Bränström et al., 2022). Im Einzelnen können sich daraus. negative Selbstschemata, chronische Schamgefühle, Hypervigilanz (erhöhte Aufmerksamkeit) für soziale Gefahrensituationen u. ä. entwickeln somit psychische Störungen begünstigen (Hollinsaid et al., 2023). Daher ist es sinnvoll, diese frühen Erlebnisse stets mit zu beachten und jene Bedingungen, die zur Entstehung und Aufrechterhaltung der zu behandelnden Symptomatik beigetragen haben, gemeinsam mit Patient*innen zu reflektieren.

Auch wenn die Geschlechtsidentität und sexuelle Orientierung für die meisten Menschen stabil bleibt, sind Umschreibungen oder Veränderungen im Lebenslängsschnitt nicht ausgeschlossen. So legt die Forschung z. B. nahe, dass bei Frauen eine größere und fluidere Variation der sexuellen Orientierung zu beobachten ist, welche sich in späteren Lebensabschnitten zeigt als dies bei Männern der Fall zu sein scheint. Quindeau (2017) vertritt darüber hinaus die These, dass die Ebenen „Geschlecht", „Geschlechtsidentität" und „Gender" als

„Mischungsverhältnisse aus ›männlichen‹ und ›weiblichen‹ Anteilen zu konzipieren" (S. 195) seien. Sie spricht mit der Metapher einer Hülle oder eines Behältnisses, „in dem die verschiedensten bewussten und unbewussten Aspekte von Männlichkeit und Weiblichkeit auf den unterschiedlichen somatischen, psychischen und sozialen Dimensionen in je individuellen Mischungsverhältnissen aufbewahrt sind." (Quindeau 2019, S. 22). In dem Sinne stellen bisexuelle Personen die Kategorien „hetero" und „homo" indirekt infrage, was für viele Außenstehende befremdlich oder identitätsbedrohend sein kann. Nicht selten wird ihnen unterstellt, sie könnten sich nicht entscheiden oder würden sich „nur mal ausprobieren". Das kann Folgen für den Umgang mit der eigenen Sexualität haben, z. B. in dem der eine, oder andere Teil entwertet oder verleugnet wird (Cinatl, 2022).

> **Filmtipp:** In François Ozons Film „Eine neue Freundin" (Frankreich, 2014) erlebt die junge Claire nach dem Tod ihrer verstorbenen besten Freundin Laura eine für sie zunächst höchst irritierende Überraschung: Bei einem unangekündigten Besuch bei dem Ehemann ihrer verstorbenen Freundin, David, und deren gemeinsamen Baby, entdeckt Claire, wie dieser in einem Frauenkleid das Baby im Arm hält. David erzählt ihr nach einigem Zögern, dass er schon länger eine Vorliebe für Cross-Dressing und Travestie habe und Laura davon gewusst habe. Seit ihrem Tod habe er vermehrt den Wunsch in sich gespürt, sich als Frau zu kleiden. Zwischen Laura und Virginia, wie David sein weibliches Alter Ego nennt, entwickelt sich eine innige Freundschaft, die sich im Verlauf zu einem gegenseitigen Begehren jenseits sexueller Differenzen und Eindeutigkeiten ausbildet. Der Film reflektiert somit die Fluidität von sexueller Identität und Orientierung, auch über Lebensspannen hinweg. Zudem wird im Film deutlich, welchem Wert vertrauensvolle Beziehungen für die eigene Identitätssuche und -findung zukommen (vgl. Schrader, 2021).

Unter **geschlechtlichem Ausdruck** („gender expression") wird die Art und Weise verstanden, wie eine Person ihr Geschlecht sichtbar macht, z. B. durch Verhalten, Kleidung, Sprache, Stimmgebrauch, Körpersprache verstanden. Dieser Aspekt von Geschlechtigkeit betrifft demnach die sichtbare, hörbare oder sonst wie wahrnehmbare Darstellung bzw. Performanz von Geschlecht in Alltag und Interaktion – unabhängig davon, wie sich jemand innerlich identifiziert.

2.2 Identitätsentwicklung und Homosexualität

Die sexuelle Präferenz entwickelt sich allmählich im Laufe der Vorpubertät und Pubertät. Die meisten Menschen aus dem Umfeld, vorrangig die Eltern und andere Familienmitglieder sowie Erzieher*innen und Lehrer*innen, gehen in der Regel davon aus, dass das Kind (wie die Mehrheit in einer Gesellschaft) heterosexuell sei und behandeln es auch dementsprechend. Diese „heterosexuelle Vorannahme", wie Ermann (2019) es bezeichnet, vermittelt sich dem betreffendem (prä-) homosexuellen Kind und sorgt für eine Diskrepanz zwischen dem eigenen Inneren und dem, was von außen an ihn herangetragen wird. Kommt es dazu in der Peergroup zu abwertenden Kommentaren, Parodien oder gar Beschimpfungen lassen das Kind mit homosexuellen Tendenzen „falsch" und „schlecht" fühlen. Der zentrale Affekt, der entsteht, ist hierbei Scham, die sich über die gesamte Lebensspanne hindurch ziehen kann und einen Verdrängungs- und Verheimlichungsdruck. Ist das unmittelbare Umfeld des Kindes gar homofeindlich eingestellt, kann dies in zu kumulativen psychischen Traumatisierungen führen, die einer gesunden Identitätsentwicklung im Wege stehen.

> **Praxisbeispiel:** Ein männlicher homosexueller Patient berichtet, dass er nie vergessen wird, wie ihm früher auf dem Schulhof Schimpfwörter zugerufen worden seien. Er habe dies als so vernichtend empfunden, dass er beschlossen habe, von fortan „hetero zu tun". Er habe versucht mit tieferer Stimme zu sprechen, seine Körperbewegungen und seinen Kleidungsstil zu verändern, typische „Mädchenthemen" (z. B. Popkultur, Kleidung) in Gesprächen vermieden. Patient: „Ich habe mir geschworen: So beschimpft mich niemand mehr. Das wird mir nicht noch einmal passieren." Im Verlauf der Therapie kommt er mit seinen Scham-, Angst- und Trauergefühlen in Kontakt, kann sie in Bezug zu seinen gegenwärtigen Selbstwertproblematik und depressiven Symptomen setzen. (vgl. Doğan, 2024b für eine ausführliche Darstellung des Falls).

Invalidierende Interaktionserfahrungen aus Kindheit, Jugend und Erwachsenenalter können sich tief in die Psyche einer Person verankern und aktuelle Beziehungserwartungen – so auch die Beziehung mit dem/der Therapeut*in – färben. Sollte eine Person, von der wir annehmen, dass sie in ihrer Vergangenheit zahlreiche Erfahrungen des Ablehnt- und Ausgeschlossenwerdens gemacht hat, sich in der therapeutischen Beziehung als eher misstrauisch und vorsichtig zeigen, wäre dies zunächst als ein nachvollziehbarer Selbstschutz zu betrachten, welcher im Verlauf der Therapie thematisiert werden kann.

Eine sensible Phase in der Identitätsentwicklung von homosexuellen Personen stellt in der Regel das sog. Coming-Out dar, dessen Gelingen auch ein therapeutisches Ziel von Patient*innen sein kann (vgl. Abschn. 4.3). Das Wort stammt aus der englischen Redewendung „coming out of the closet" und meint die Öffentlichmachung der eigenen Sexualität. Das Coming-Out besteht für gewöhnlich aus zwei Phasen: In der ersten Phase geht es um das innere Bewusstwerden und die positive Akzeptanz der eigenen Sexualität. In der zweiten Phase geht es darum, diese Information Anderen aus dem Bekanntenkreis mitzuteilen, wo dies subjektiv bedeutsam und/oder wichtig erscheint. Je nach der Reaktion des Umfeldes kann das Coming-Out als selbstwertstärkend und positiv erlebt werden, und somit die Selbst- und Lebenszufriedenheit steigern. Nicht selten kommt es nach dem Coming-Out zu einer Steigerung der Leistungsbereitschaft und -fähigkeit, was vermutlich darin begründet ist, dass zum einen der Verheimlichungsstress wegfällt, und zum anderen, neue, authentischere Beziehungserfahrungen gemacht werden, die sich wiederum positiv auf das eigene Selbsterleben auswirken und Kraft spenden. Eine besondere Rolle kommen hierbei romantischen Beziehungen und Freundschaften zu. Diese fördern das psychische Wohlbefinden, weil sie emotionale Unterstützung bieten, das Selbstwertgefühl steigern, und identitätsstärkend sein können. Das Coming-out ist kein einmaliges Ereignis, sondern ein lebenslanges Thema, am ehesten als ein permanenter Prozess zu begreifen, weil sie im Grunde fortwährend mit der heterosexuellen Vorannahme konfrontiert sind. Bei jedem Wechsel des Arbeitsplatzes, bei jedem Umzug in eine neue Stadt, bei jeder neuen Bekanntschaft gilt es immer wieder individuell abzuwägen gilt, welche Personen, in welcher Form du zu welchem Zeitpunkt informiert werden sollen (Rauchfleisch, 2023).

Filmtipp: Der von Kritikern*innen hoch gelobte Film *All Of Us Strangers* (Großbritannien, 2024) von Regisseur Andrew Heigh porträtiert auf eine eindrucksvoll sensible Weise die Innenwelt eines in den 1980-er Jahren aufgewachsenen schwulen Mannes. Der nunmehr in London zurückgezogen lebende, depressive Adam durchläuft in seinem mittleren Erwachsenenalter ein zweites, nachträgliches – inneres wie äußeres – Coming-Out, indem er sich mit seiner Vergangenheit konfrontiert und dabei von Trauer, Verlust, Sehnsucht und Liebe getragenen Begegnungen mit seinen Eltern wiederbelebt.

> **Hörtipp:** Der Podcast „Willkommen im Club – der queere Podcast von PULS" des Bayerischen Rundfunks können Sie sich in über Themen rund um queeres Leben informieren. Es werden Gäste aus der Community einladen, die aus erster Hand berichten, welchen Herausforderungen und Hürden, aber auch welche Freuden und Überraschungen sie als queere Menschen im Alltag erleben. Die Themen reichen von persönlichen Coming-Out Prozessen, politischem Engagement, sexuellem Transitionsprozess, sexueller Gesundheit, Diskriminierungserfahrungen in der Schule zu queerem Reisen oder dem Leben als Regenbogenfamilie. (www.br.de/puls).

2.3 Transidentität

Wie bereits in der Einleitung skizziert, stellen Homo- oder Bisexualität keine Pathologien dar. Dasselbe gilt grundsätzlich auch für trans Personen. Aufgrund der gesetzlichen Regularien bei einem medizinisch assistierten Transitionswunsch ist eine medizinische Diagnose jedoch formal notwendig, sofern sie im Rahmen der gesetzlichen Kassenleistung umgesetzt werden soll. Während in den 1980-ern im DSM noch von „Genderidentitätsstörung" und „Transsexualismus" (1980 DSM-3) gesprochen wurde, wurde im Jahr 2013 im DSM-5 der Begriff „Genderdysphorie" eingeführt um das Unbehagen oder den Leidensdruck, den die Inkongruenz hervorruft zu betonen, und nicht die Identität als solche als gestört zu titulieren. Im ICD-11 wird der Begriff der „Genderinkongruenz" verwendet (ICD-11, 2019), der auf die Inkongruenz zwischen Zuweisungsgeschlecht und der eigenen Geschlechtsidentität hinweist, unabhängig vom Vorhandensein einer psychischen Erkrankung. Das Diagnosespektrum wird daher auch in einem neuen Abschnitt „Bedingungen der sexuellen Gesundheit" gefasst. Das Ziel dieser Umbenennungen ist es, möglichst jede Diskriminierung zu vermeiden.

Tritt die Genderinkongruenz bereits vor der Pubertät auf, spricht man von „early onset", nach der Pubertät von einer „late onset" Entwicklung. Daneben gibt es Entwicklungsverläufe, bei denen in der Kindheit eine Geschlechtsdysphorie vorliegt, im Jugendalter verschwindet und im Erwachsenenalter wird erneut eine geschlechtsangleichende Behandlung gewünscht; eine Entwicklung, die Steensma und Cohen-Kettenis (2015) als „Persister-after-interruption" bezeichnen, wobei hierfür die soziale Erwünschtheit, für die Pubertäre besonders sensibel sind, als ursächlich gesehen werden.

> **Infobox:** Die therapeutische oder beraterische Begleitung von transidenten Kindern und Jugendlichen erfordert eine andere therapeutische Expertise und Schwerpunktsetzungen, auf die hier nicht näher eingegangen werden kann. Bei Minderjährigen muss das soziale Umfeld (Eltern, Geschwister, Lehrer*innen, Mitschüler*innen, Freund*innen usw.) des Kindes bzw. des Jugendlichen stark miteinbezogen werden. Wissenswert ist in diesem Kontext, dass mit gegengeschlechtlichen Hormonen in der Regel nicht vor dem 16. Lebensjahr begonnen wird, mit operativen Angleichungen ab dem 18. Lebensjahr. Vor diesem Zeitpunkt können Pubertätsblocker genommen werden, um bei den Jugendlichen Menarche, Brustwachstum, Stimmbruch und Bartwuchs zu verhindern, um ihnen Zeit zu geben, weitere Entscheidung bzgl. medizinischen Eingriffe zu treffen. Auch hier gilt: Wie alle Kinder können auch Transkinder unter ausreichend günstigen Bedingungen eine psychisch gesunde Entwicklung durchlaufen. Die erhöhte Wahrscheinlichkeit der gesellschaftlichen Stigmatisierung und damit verbundener sozialer Exklusion oder familialer Ablehnung sowie da Fehlen von Vorbildern macht sie für psychisches Leid jedoch anfälliger (Meyenburg, 2020; Rauchfleisch, 2021).
>
> **Hörtipp:** In dem Podcast „Transidentität bei Kindern – Die schwierige Entscheidung der Geschlechtsangleichung" berichten betroffene transidente Jugendliche und Eltern sowie involvierte Ärzt*innen und Psycholog*innen von ihren persönlichen Erfahrungen. (www.swr.de).

Rautenberg (2022, S. 62 f.) zeichnet basierend auch Selbstberichten die prototypische Entwicklungslinie bei trans Personen folgendermaßen nach:

1. „**Kindliche Klarheit**": trans Personen beschreiben, bereits im frühen Kindesalter nicht-normatives Genderrollenverhalten an den Tag gelegt zu haben und sich nicht dem Zuweisungsgeschlecht angehörig gefühlt zu haben.
2. „**Unbeschwertheit oder Demütigung**": Folgt das Umfeld der Geschlechtsidentität des Kindes, waren zumeist keine großen Widrigkeiten zu erwarten, und die Kindheit verlief weitestgehend unbeschwert. Zeigte sich das Umfeld hingegen ablehnend dem „abweichenden" Genderrollenverhalten des Kindes gegenüber oder wurde das Kind sogar aufgrund dessen bestraft, ausgeschimpft oder angehalten, sich anders zu verhalten, erlebte es diese Situation als eine Demütig, die mit großer Beschämung und sozialem Rückzug einherging. Als Therapeut*in muss man stets im Auge behalten, was ein

2.3 Transidentität

soziaIer Rückzug über lange Zeiten hinweg entwicklungspsychologisch mit sich bringt: Ein sozial isoliertes Kind hat es aufgrund unzureichender Erfahrung mit der Peergroup schwer, altersgemäße sozio-emotionale Kompetenzen ausreichend zu entwickeln, was sich negativ auf den eigenen Selbstwert, die Schulleistungen usw. auswirken kann, was auch die späteren Entwicklungsschritte mit beeinflusst.

3. **„Verunsicherung"**: Konnte die Geschlechtsidentität aus (psychischen oder sozialen) Gründen nicht ausgelebt werden, kam es zu einem vermehrtem Unsicherheitsempfinden. Es wird nicht selten von einer Phase der Angepasstheit berichtet, um die Verunsicherung in den Griff zu bekommen.
4. **„Pubertäre Krise"**: Mit den körperlichen Veränderungen kam es bei nahezu allen trans Personen während der Pubertät zu einer mehr oder weniger schwerwiegenden (krankheitswertigen) psychischen Krise.
5. **„Internes Coming-out"**: Ab der Pubertät begannen viele, sich über die sozialen Medien o. ä. über Transgeschlechtlichkeit zu informieren bzw. sich damit innerlich auseinanderzusetzen.
6. **„Akzeptanz, Ablehnung, Verdrängung"**: Abhängig vom Grad der inneren Sicherheit und der Haltung des sozialen bzw. familiären Umfeldes akzeptierten die Betroffenen ihre eigene Identität oder lehnten diese ab, z. B. mit der Selbstzuschreibung „Mit mir stimmt was nicht." Oder „Das wird irgendwann vorbei gehen."
7. **„Externes Coming-out"**: Wurde die innere Akzeptanz vollzogen, kam es in der darauffolgenden Phase zu einem externen Outingprozess.
8. **„Aktivität und Information"**: Mit dem externen Outing wurde oftmals parallel ein Prozess nach Informationssuche bezüglich geschlechtsangleichender Maßnahmen angestoßen.
9. **„Transitionswunsch"**: Bei einem Transitionsbegehren suchten die meisten Betroffenen therapeutische Begleitung auf. Die Motivlage war hierbei unterschiedlich: entweder weil ein Gutachten für eine potenzielle Kostenübernahme eingeholt werden musste, und/oder der Wunsch nach einer begleitenden Psychotherapie bestand, oder weil es nicht innere Unsicherheiten gab, die es noch zu bearbeiten gab, um zu einer fundierterer Entscheidungsfindung zu gelangen.
10. **„Transition"**: Vor, während und nach geschlechtsangleichenden Maßnahmen profitierten Trans*personen von einer begleitenden Psychotherapie, wenn es darum ging, die körperlichen, sozialen und innerpsychischen Veränderungen für sich zu reflektieren. Der lange und aufwendige körperlich-medizinische, juristische und soziale Weg der Transition mit dem Ziel bestritten wird, eine Übereinstimmung zwischen dem Selbstempfinden und

dem körperlichen und/oder sozialen zugewiesenen Geschlecht herbeizuführen. Daher ist es folgerichtig von einer „Geschlechts*angleichung*" (statt z. B. von einer Geschlechts*umwandlung*) zu sprechen.

Auch hier gilt: Es handelt sich bei diesen Entwicklungsstufen und eine vereinfachte Darstellung, die in der Praxis eine erste Orientierung bieten soll. So sollte in diesem Zusammenhang z. B. unterstrichen werden, dass nicht alle Transidenten alle Schritte einer vollständigen operativen Geschlechtsangleichung anstreben. So reicht manchen trans* Männern die Masketomie (chirurgische Entfernung der Brüste) ohne die Entfernung weiterer weiblicher Geschlechtsmerkmale durch eine Hysterektomie, Ovarektomie und Vaginektomie mit oder ohne den Aufbau einer sog. Phalloplastik (Bildung eines Penis mit körpereigenem Gewebe) und Penisprothese mit dem Zweck der Erektion beim sexuellen Verkehr (Rautenberg, 2022).

> **Lektüretipp:** In Myriam Sauers Roman *Passage durch den reißenden Strom* (Querverlag, 2023) kann man den innerpsychischen Prozess einer Transition der jungen Berlinerin Rachel mittels einer poetischen und sinnlichen Sprache innerlich nachverfolgen. Die Protagonistin durchläuft diesen Prozess jedoch nicht als gradlinige Anpassung an eine neue Geschlechtsidentität, sondern als tiefgreifenden Wandlungsprozess, der von widersprüchlichen Gefühlen wie Ambivalenz, Angst, Verlust, Begehren und dem Streben nach Autonomie geprägt ist. Der Roman gibt zugleich einen Einblick in die bunte queere Szene Berlins.

Wie in der Einleitung beschrieben, können die Motive, eine Psychotherapie aufzusuchen vielfältig sein und nicht zwangsläufig mit einem Transitionswunsch einhergehen bzw. nach erfolgter Geschlechtsangleichung erfolgen. Wie Rauchfleisch (2024) betont, sind Transidente – unabhängig vom Transitionsbegehren und Therapiemotiv – häufiger Diskriminierungen und Ausgrenzungen in der in der Öffentlichkeit, im privaten, beruflichen und medizinischen Kontext ausgesetzt, was wiederum das vermehrte Auftreten von Persönlichkeitsstörungen, Essstörungen, Suizidalität, Depressionen, soziale Ängste, Substanzmissbrauch, Selbstverletzung, suizidale Gedanken und Handlungen miterklärt. Ferner leiden trans Personen häufiger unter chronischer Einsamkeit, was die Entstehung und

2.3 Transidentität

Aufrechterhaltung diverser psychischer Störungen begünstigt und bei der Therapie mitbeachtet werden sollte. Während 11 % Prozent der befragten LGBTQI*-Menschen sich häufig sozial isoliert fühlen, geben 37 % der trans Menschen an, sich oft sozial isoliert zu fühlen (Vergleich: 5 % bei cis-heterosexuellen Befragten). Trans Personen weisen ferner eine erhöhte Wachsamkeit und stärkeres Selbstbeobachtungsverhalten auf, was ihre Spontaneität und Ungezwungenheit beeinträchtigt und sie „unauthentisch" wirken lässt. Es handelt sich dabei jedoch zumeist um eine Folge von der erhöhten (positiven und negativen) Aufmerksamkeit, der sie in der Öffentlichkeit immer wieder ausgesetzt sind (Rauchfleisch, 2024).

Praxistipp: Als Therapeut*innen ist es hilfreich, sich die eigenen (potenzielle) Vornahmen immer wieder ins Bewusstsein zu rufen, wenn wir Patient*innen zum ersten Mal begegnen. In diesem Zusammenhang Fragen wie z. B. „Wann haben Sie denn gemerkt, dass Sie kein Mädchen mehr sein wollten?" oder „Warum wollen Sie ein Mann werden?" würden dementsprechend der Tatsache der gefühlten Inkongruenz nicht gerecht werden. Auch die heterosexuelle Vornahme, dass eine Trans Frau in einer Partnerschaft mit einem Mann leben solle, ist oftmals weit verbreitet und führt seitens der Therapeut*innen auf Irritationen. Ferner sollte auch nicht vergessen werden, dass Menschen grundsätzlich das Recht haben, selbst zu entscheiden, wie sie benannt und angesprochen werden möchten. Von Therapeutenseite sollte daher auf Selbstbezeichnungen geachtet, und bei Unsicherheiten gezielt nachgefragt werden.

LGBTQ*-Personen und Psychische Gesundheit

3

LGBTQ*-Personen sind im Vergleich zur Heterosexuellen signifikant häufiger von stressbedingten Krankheiten betroffen, wie z. B. Depressionen, Angststörungen. Schlafstörungen, Migräne, chronische Rückenschmerzen, Asthma und kardiologische Erkrankungen (Kasprowski et al., 2021). Forschungsergebnisse zeigen, dass die Häufigkeit psychischer Erkrankungen insgesamt drei- bis viermal so häufig ist, wobei trans Personen am häufigsten psychische Symptome schildern: So berichten ca. 80 % von Selbstwertproblemen, Angststörungen sowie mittelgradigen bis schweren Depressionen. Auch sind selbstverletzendes Verhalten, Suizidgedanken sowie tatsächliche Suizidversuche signifikant häufiger zu beobachten. Langzeitstudien weisen jedoch darauf hin, dass die Symptome im Verlauf der geschlechtsangleichenden Maßnahmen vehement zurückgehen (de Vries et al., 2014).

Während bei cis-heterosexuellen Menschen die Lebenszeitprävalenz von Depressionen bei 10 % liegt, sind es bei LGBTQ*-Menschen 26 %. Schlafstörungen treten doppelt so häufig und Burnout fast dreimal so oft auf. Im Jahr 2019 war zudem der Anteil an LGBTQ*-Menschen, die länger als sechs Wochen krankgeschrieben waren, fast doppelt so hoch wie der der cis-heterosexuellen Menschen. Die vorliegenden Zahlen verdeutlichen, dass die psychische und physische Gesundheit von LGBTQ*-Menschen, insbesondere trans Personen, durch eine Reihe von stressbedingten Belastungen stark beeinträchtigt wird. Dieser Unterschied könnte auf die zusätzlichen Herausforderungen hinweisen, die trans Menschen aufgrund ihrer Geschlechtsidentität erleben, wie etwa Diskriminierung im Arbeitsumfeld, im sozialen Umfeld oder im Gesundheitswesen. Diese Ergebnisse unterstreichen die Notwendigkeit, gezielte Unterstützung und Gesundheitsangebote zu entwickeln, die auf die spezifischen Bedürfnisse von LGBTQ*-Menschen, insbesondere trans Menschen, abgestimmt sind.

© Der/die Autor(en), exklusiv lizenziert an Springer-Verlag GmbH, DE, ein Teil von Springer Nature 2025
C. Doğan, *Sexuelle Diversität in der Psychotherapie*, essentials,
https://doi.org/10.1007/978-3-662-72204-6_3

3.1 Diskriminierung

Wie empirische Studien wiederholt zeigen, hängt wahrgenommene Diskriminierung negativ mit psychischer Gesundheit zusammen, wobei dieser Zusammenhang bei trans Personen am stärksten ist (Pascoe & Smart Richman, 2009; Yarns et al., 2016). Von Diskriminierung wird gesprochen, wenn einzelnen Individuen oder Gruppen vor dem Hintergrund bestimmter Merkmale (z. B. Sexualität, kulturelle Herkunft, Aussehen usw.) die Gleichbehandlung versagt wird (z. B. Simon, 2004). Diskriminierungsverhalten erstreckt sich über ein breites Spektrum von offenen aggressiven Übergriffen bis hin zu eigentlich gut gemeinten Aussagen. Die Diskriminierungsforschung zeigt dabei deutlich, dass Personen, die der Mehrheitsgesellschaft angehören, das Ausmaß struktureller Diskriminierung stärker unterschätzen als die Betroffenen selbst (Nelson et al., 2013).

Besonders im öffentlichen Raum, d. h. auf der Straße oder in öffentlichen Verkehrsmitteln, sind verbal aggressive Übergriffe wie Gewaltandrohung oder Beleidigung minorisierter Personen ein verbreitetes Phänomen (Beigang et al., 2017). Diskriminierung und Ausgrenzung sind jedoch mit dem bloßen Auge nicht immer sichtbar oder greifbar. Hinter diskriminierendem Verhalten stehen oft Stigmatisierung, d. h. ablehnende Haltungen, welche nicht selten auf das stereotypisierte Porträtieren vom Verhalten, Identität, Beziehung oder der Community von LGBTQ*-Personen zurückzuführen sind (Herek, 2009). In der von der Antidiskriminierungsstelle des Bundes in Auftrag gegebene Studie aus dem Jahr 2017 kommt in diesem Zusammenhang zu den folgenden Ergebnissen:

- 28 bzw. 38 % ist es unangenehm, wenn sich zwei Frauen bzw. zwei Männer in der Öffentlichkeit küssen.
- 10 % der Befragten hat ein Problem mit homosexuellen Arbeitskolleg*innen.
- 40 % hingegen finden die Vorstellung, dass eigene Kind wäre homosexuell unangenehm.
- 20 % der Befragten neigen zu abwertenden Einstellungen gegenüber transgeschlechtlichen Menschen.

Diese negativen Einstellungen können in diskriminierendem Verhalten und Mikroaggressionen münden, die zusammengefasst als „gruppenbezogene Menschenfeindlichkeit" (Zick et al., 2012) bezeichnet werden. So berichten 60 % der ca. 138.000 LGBTQ*-Personen in Europa von Diskriminierung aufgrund ihrer sexuellen Identität, und 34 % haben an, in den letzten fünf Jahren körperliche oder sexuelle Angriffe erlebt zu haben (FRA, 2020). Besondere Anfeindungen erleben transidente Menschen im Kontext sog. „intersektioneller

Diskriminierung", beispielsweise wenn sie zugleich People of Color sind, oder einen Migrationshintergrund haben (Rauchfleisch, 2021).

Denn Menschen, die einer stigmatisierten sozialen Kategorie angehören, erfahren in der Regel eine Mehrfachdiskriminierung. Der sog. intersektionale Ansatz versucht aufzuzeigen, wie sich multiple Benachteiligungen, die an Identitäten und Zugehörigkeiten gebunden sind (biologisches Alter, potenzielle Behinderung, sozioökonomische Status, kulturelle Herkunft, Migrationsgeschichte, Religionszugehörigkeit usw.) nicht einfach nur aufaddieren, sondern überkreuzen (engl. intersection = Kreuzung) und dadurch zu einer genuin anderen Diskriminierungserfahrung führen. So macht eine alleineerziehende und alleinverdienende lesbische PoC-Frau mit zwei Kindern andere Diskriminierungserfahrungen im Alltag als eine verheiratete, weiße lesbische Frau, die im Vorstand eines von heterosexuellen Männern dominierenden Unternehmens arbeitet, in ihrem beruflichen Umfeld macht. Eine intersektionale Perspektive in Therapie und Beratung ist zum ganzheitlichen Verständnis der betreffenden Person unabdingbar. Sie erlaubt nicht nur ein vertieftes Verständnis für die bisherige Persönlichkeits- und Symptomentwicklung der uns aufsuchenden Person, sondern hilft uns auch, deren aktuelle Lebensrealität besser einzuschätzen, bisherige Bewältigungsstrategien anzuerkennen und eine empathische Haltung zu entwickeln (Das Nair, & Butler, 2012).

> **Praxistipp**
> Um eine potenzielle Mehrfachdiskriminierung in Erfahrung zu bringen, können in der Therapie folgende Aspekte erfragt und ggf. deren Bedeutung gemeinsam reflektiert werden:
> → Gehörte seine/ihre Ursprungsfamilie einer Minderheit an und hat z. B. aufgrund sozialer Klasse, Bildungsstatus, Religionszugehörigkeit, Herkunft) Diskriminierung erlebt?
> → Wie wurde mit dieser Diskriminierung in der Familie ggf. umgegangen?
> → Hat der/die Patient*in aufgrund anderer Zugehörigkeiten selbst Schule, Ausbildung oder im Beruf Ausgrenzung oder Chancengleichheit erfahren?
> → Wie ist er/sie ggf. mit Diskriminierung umgegangen? Welche Coping-Strategien gab es?
> → Inwiefern haben diese ihn in seinem sozialen Verhalten, seiner emotionalen Entwicklung und Selbstwert beeinflusst?

3.2 Mikroaggressionen

Unter Mikroaggressionen versteht man die als feindselig und/oder entwertend erlebten Diskriminierungserfahrungen von marginalisierten Personen oder Personengruppen in alltäglichen Interaktionen im privaten und öffentlichen Kontext. Es handelt sich hierbei um flüchtige und alltägliche, vornehmlich verbalsprachliche Äußerungen, die als abfällige und abwertende Kommentare (oder Gesten und Verhaltensweisen) zur ethnischen Herkunft, Sexualität, sexuellen Orientierung oder Religionszugehörigkeit von den betroffenen Personen oder Personengruppen wahrgenommen werden (Sue et al., 2007). Sie zeigen sich oftmals in Aussagen und Handlungen, sind aber denjenigen Personen, die sie begehen, nicht immer selbst bewusst bzw. werden nicht absichtlich verübt. Mikroaggressionen sind daher von außen schwer zu beobachten, aber für die Betroffenen stark spürbar und verletzend. Das Konzept wurde in den 1960-ern von dem Psychiater Chester M. Pierce an der Harvard University entwickelt, um das ablehnende und feinselige Verhalten gegenüber Afroamerikaner*innen zu erklären, und später ausgeweitet auf andere Minoritäten ausgeweitet (Sue, 2010). Wie die folgenden Bespiele zeigen, können Mikroaggressionen gegenüber queeren Personen vielfältig sein.

Weisen minorisierte Menschen andere Personen kritisch auf eine von ihnen getätigte Mikroaggression hin, wie sie beispielhaft in Tab. 3.1 dargestellt werden, müssen sie mit defensiven Reaktionen (um ein positives Selbstbild zu erhalten) bis hin zu erneuten Mikroaggressionen rechnen (vgl. Foroutan et al., 2022; vgl. Schütteler & Slotta, 2023). Zu diesen Reaktionen gehören u. a.:

- Bagatellisierung („Man darf ja heutzutage gar nichts mehr sagen.")
- Übertreibung („Ich bin kein Sexist/Rassist/Antisemit usw.")
- Ablenkung („Ja, das ist bestimmt relevant, aber was ist mit XYZ, das müssten wir uns dann auch diskutieren.")
- Negation („Das ist eine Unterstellung. Sie kennen mich doch gar nicht.")
- Invalidierung („Das haben *Sie* vielleicht so wahrgenommen.")
- Deutungshoheit („Das habe ich doch so gar nicht so gemeint. Ich meinte,…")
- Ignoranz der Unterschiede („Was hat denn Ihre Sexualität mit den Konflikten am Arbeitsplatz zu tun?")
- Ignoranz struktureller Benachteiligung („Ich glaube nicht, dass Sie aufgrund Ihrer Transidentität den Job nicht bekommen haben.")
- Tokenismus („Sie gehören ja auch nicht zu den Menschen, die sich auffällig queer kleiden und verhalten, um Aufmerksamkeit auf sich zu ziehen.")

Tab. 3.1 Beispiele für Mikroaggressionen gegen LGBTQ*-Personen. (Eigene Darstellung angelehnt an Schüttler & Slotta 2023, S. 7 ff.)

Mikroaggression	Wirkung	Bespiel
Othering (Fremd-Machung, „Ver-anderung")	Person oder Gruppe wird als andersartig oder nicht dazugehörig markiert, was zu einem Gefühl des sozialen Ausschlusses führen kann	„Wann ist Ihnen eigentlich aufgefallen, dass Sie eine Frau werden wollten?" „Waren Sie schon immer schwul?"
Stereotypische Zuschreibungen	Indirekte Entwertung unter dem Deckmantel der „neutralen Bewertung"	„Homosexuelle sind in der Tendenz ja sexuell promiskuitiv bzw. haben oft wechselnde Sexualpartner." „Sie sehen gar nicht typisch lesbisch aus, so feminin wie Sie sind."
Invalidierung	Absprechen der Urteilskraft und Subjektivität Nicht Ernstnehmen von Erfahrungen und Wahrnemungen	„Vielleicht sind Sie da auch besonders sensibel." „Könnte es sich auch um eine Phase bei Ihnen handeln, in der Sie sich einfach nur mal sexuell ausprobieren wollen?"
Verleugnung, Verkehrung	Absprechen gesellschaftlicher Ungleichheiten, Bagatellisierung	„Man muss sich ja schon rechtfertigen, wenn man heterosexuell ist und Kinder hat." „Es müsste eine Männerquote geben."
Tokenismus	Betonung einzelner, „positiv" herausstehender Individuen (z. B. gut integrierter, angepasst, erfolgreich usw.) zur Verdeckung von Diskriminierung	„Das macht mir überhaupt nichts, dass der Mike schwul ist. Ich mag ihn, der ist total lustig."
Übersehen, Ignorieren	Vermittelt das Gefühl, zweitrangig und/oder unwichtig zu sein	Ignorieren weiblicher Wortmeldungen; nicht-inklusive Sprache; Verweigerung, die gewünschten Pronomen zu verwenden Verzicht auf Interaktionen

(Fortsetzung)

Tab. 3.1 (Fortsetzung)

Mikroaggression	Wirkung	Bespiel
Pseudotoleranz	Nicht Ernstnehmen von Unterschieden und Machtgefällen, die zugleich eine reflektierte Auseinandersetzung mit dem Gegenüber verhindert	„Für mich sind alle Menschen gleich." „Warum braucht er/sie jetzt eine Extrawurst?"
Übermäßige Neugier	Grenzverletzung, Übergriffigkeit. Beruhen auf der Vorstellung aus, dass die intime oder sexuelle Seite der queeren Identität zur Unterhaltung oder Aufklärung dienen kann.	„Wie haben Sie denn Sex?"

- Freispruch („Ich habe viele homosexuelle Bekannte, mit denen ich mich gut verstehe.")
- Identifikation der Täter*innenperspektive („Ihr Vorgesetzter meinte es sicherlich gut, als er sagte, sie sollten mit ihrem Coming-Out im Team noch etwas warten.")
- Verleugnung („Den Sexismus haben wir in unserer Gesellschaft ja zum Glück längst schon überwunden.")
- Zurückweisung („Wir Psychodynamiker*innen haben immer das Individuum im Blick, gesellschaftliche Normen spielen bei uns keine Rolle." „Die Psychoanalyse ist ja durch und durch konservativ, wir Verhaltenstherapeut*innen sind da liberal.")

Vor allem die letztgenannten Bespiele verdeutlichen, wie wichtig Diskriminierungssensibilität auch im therapeutischen Raum ist. Diese kann nur entwickelt werden, wenn eigene diskriminierende Anteile bewusst wahrgenommen, anerkannt und bearbeitet werden, und eben nicht verleugnet oder bagatallisiert. Dies kann ein beschämender oder schmerzhafter innerer Prozess sein, der durch Selbsterfahrung oder kollegiale Intervision zu einem ein persönlich und professionell fruchtbare Ergebnis liefern kann (Schütteler & Slotta, 2023).

Die sog. „Transmisogynie" – eine spezifische Form von Diskriminierung, die sich gegen trans Frauen richtet – besteht aus einer „toxischen Mischung aus Sexismus und Transphobie" (Serano 2007, S. 14) und äußert sich sexualisierter Abwertung und Gewalt, medialer Stereotypisierung, Pathologisierung, institutioneller Unsichtbarmachung und struktureller Benachteiligung. So zeigt eine US-amerikanische Befragung von 27.000 trans Personen, dass trans Frauen ein durchschnittlicher Einkommensrückgang von 32 % nach der Transition erleben, während trans Männer tendenziell sogar eine moderate Lohnerhöhung von 10 % aufweisen (James et al. 2016).

3.3 Minderheiten-Stress-Modell

Wie aus den Beispielen erkennbar ist, können Mikroaggressionen und strukturelle Diskriminierungen verstärken und sind für Betroffene potenzielle Quelle chronischer Stressbelastung (Lim, 2021). Gemäß dem Minderheiten-Stress-Modell (Meyer 2003, 2015) sind Menschen aus sexuellen Minderheiten sowohl allgemeinen als auch besonderen Stressoren ausgesetzt, welche sich u. a. aus den oben dargestellten Diskriminierungserfahrungen und Mikroaggressionen ihnen gegenüber ergeben. Meyer (2003) zufolge unterscheidet sich Minderheitenstress von dem „gewöhnlichen" Stress, den alle Menschen unterliegen bzw. kommt auf diesen gewissermaßen hinzu. Zudem ist er dauerhaft und sozio-kulturell untermauert und daher nicht auf unterschiedliche Lebenssphären oder -phasen beschränkt. Diese dauerhaften Stressoren können den physischen und psychischen Gesundheitszustand schwerwiegend beeinträchtigen. Im Rahmen des Minderheiten-Stress-Modells wird zwischen distalen und proximalen Minderheitenstressoren unterschieden.

- **Distale Minderheitenstressoren** umfassen zwischenmenschliche Diskriminierung, physische oder psychische Gewalt, Mikroaggressionen sowie andere aversive Erfahrungen im Alltag (Schule, Arbeit, öffentliches Leben).
- **Proximale Minderheitenstressoren** beinhalten die kognitiven und affektiven Prozesse *in* einer Person, wie etwa internalisierte (unbewusste) Bi-, Homo- oder Transnegativität, Angst und Sorge vor erwarteter Stigmatisierung sowie das Bemühen, die eigene sexuelle Identität zu verheimlichen. Auch die ständige Erwartung, negativ behandelt zu werden, führt zu chronischem Stress.

> **Praxiswissen**
> Unter internalisierter Homo- und Binegativität werden verinnerlichte abwertende, feinselige und ablehnenden Wertungen und Haltungen bezüglich gleichgeschlechtlicher Liebe, Erotik, Partnerschaften sowie entsprechende Lebensformen und Communities verstanden. Bei internalisierter Transnegativität handelt es sich um entwertende und feindselige Haltungen gegenüber der eigenen Geschlechtsidentität.
> !!! Es hilft Patient*innen, wenn sie um das Phänomen und die Folgen internalisierter Homo-, Bi- und Transnegativität wissen. Somit können sie Gefühle der Selbstablehnung, Schuld und Scham als gesellschaftlich produziert identifizieren und sich eher von ihnen distanzieren.

Zu den proximalen Stressoren gehört auch das sozialpsychologisch vielfach untersuchte Phänomen des „stereotype threat" (Spencer et al., 2016). Darunter wird die Angst, in bestimmten Kontexten aufgrund negativer Stereotype beurteilt zu werden oder solche Stereotype durch eigenes Verhalten zu bestätigen, bezeichnet. Sie führt in der Regel zu gesteigerter Wachsamkeit der Umgebung, einer erhöhten Selbstbeobachtung und -regulierung und kann sowohl die tatsächliche Leistung als auch die subjektive Einschätzung eigener Fähigkeiten beeinträchtigen und zu einem sozialen Rückzug und Vermeidung von entsprechenden Kontexten und Tätigkeiten führen. Dies kann zu einer verzerrten Selbstwahrnehmung und einem verringerten Selbstwertgefühl führen. Queere Menschen, die in einer homo- oder transnegativen Umgebung leben, können die Neigung entwickeln, ihre sexuelle Orientierung oder Geschlechtsidentität als „schlecht" oder minderwertig zu sehen, was sich wiederum negativ auf ihre psychische Gesundheit auswirken kann. In Bezug auf trans Personen weist Rauchfleisch (2014) darauf hin, dass sich „depressive Verstimmungen und andere Anpassungsstörungen, mitunter erhöhter Suchtmittelkonsum und suizidale Krisen (…) als Reaktion auf die schwierige Situation, in der sich trans Menschen in unserer Gesellschaft nach wie vor befinden" (ebd., S. 49 f.) entwickeln. Dieser Zusammenhang lässt sich, wenn auch in einem weniger stark ausgeprägten Maße, sicherlich auch für homosexuelle oder nicht-binäre Menschen herstellen.

3.3 Minderheiten-Stress-Modell

> **Praxiswissen**
> Als eine der wichtigsten Ressourcen gegen Minderheitenstress gilt soziale Eingebundenheit und Unterstützung, und zwar sowohl auf individueller Ebene (z. B. in Freundschaften, Liebesbeziehungen, Bekanntschaften), als auch auf Gruppenebene (z. B. Vereine, Clubs) (Krueger & Upchurch, 2022). Soziale Eingebundenheit wirkt supportiv, selbstwertstärkend und fördert das Zugehörigkeitsgefühl (Flynn et al. 2024). Der Aufbau eines die sexuelle Orientierung und Genderidentität wertschätzenden sozialen Netzwerkes ist in diesem Zusammenhang besonders empfehlenswert.
>
> Es ist es sinnvoll, sich als Therapeut*in über die Angebote lokaler LGBTQ*-Gruppen und Netzwerken zu informieren, und, wenn es passend scheint, Patient*innen direkt über potenzielle Angebote in Kenntnis zu setzen und sie zur Teilnahme zu motivieren.

Neben der sozialen Eingebundenheit sind kognitive und emotionale Coping-Strategien sowie Strategien der Sichtbarmachung und situativen Grenzziehung als Ressourcen zu nennen.

In seinem kognitiv-affektiven Modell zur Bewältigung von Stigmatisierung beschreibt Pachankis (2007) die zentrale Funktion von „reframing", d. h. der kognitiv-emotionalen Neubewertung diskriminierender Erfahrungen folgendermaßen:. Dem Modell zufolge ist nicht nur das objektive Ausmaß gesellschaftlicher Ausgrenzung belastend, sondern ebenfalls die individuelle Verarbeitung und Bedeutungszuschreibung dieser Erfahrungen. Reframing stellt dabei eine zentrale psychologische Bewältigungsstrategie dar, bei der negative soziale Ereignisse – wie z. B. homo- oder transphobe Bemerkungen, Mikroaggressionen oder Ablehnungserfahrungen – nicht als persönliches Scheitern, sondern als Ausdruck gesellschaftlicher Vorurteile interpretiert werden. Die affektive Reaktion auf die Zurückweisung wird dadurch entlastet, indem die Verantwortung externalisiert und die eigene Identität entpathologisiert wird. („Nicht weil ich schlecht/falsch/unpassend usw. bin, werde ich dem ausgesetzt, sondern weil die Person negative Vorurteile, Ängste, eigene Unsicherheiten hat."). Pachankis weist darauf hin, dass das Reframing nicht nur affektiv regulierend wirkt, sonders es zugleich queeren Personen ermöglicht, eine distanzierte, reflektierende Haltung gegenüber Stigmatisierung einzunehmen, die auch das eigene, internalisierte Minderwertigkeitserleben durch ein kritisches Bewusstsein ersetzen kann.

Praxisbeispiel
Ablehnung durch Familie nach Coming-Out.
Patient*in: „Mein Vater sagt, er weiß nicht, wie er damit umgehen soll, er wolle erst Mal keinen Kontakt mit mir und müsse nachdenken. Es ist auch meine Schuld, ich hätte noch warten sollen oder ihm nicht gleich sagen, dass ich eine feste Freundin habe."
Therapeut*in: „Ich verstehe, dass das schmerzhaft für Sie sein muss. Ich würde Ihnen gerne eine andere Perspektive anbieten. Vielleicht sagt die Reaktion ihres Vaters mehr über seine Ängste oder Unsicherheiten bezüglich Homosexualität aus, und weniger über Sie als seine Tochter? Seine Überforderung hat mit Ihnen als Mensch erst Mal gar nichts zu tun."

Therapeutische Ziele

- Entlastung von verinnerlichter Schuld
- Stärkung des Selbstwertgefühls
- Entwicklung eines differenzierteren Umgangs mit sozialer Ablehnung

Praxisbeispiel
Scham über eigene sexuelle Identität.
Patient*in: „Ich habe Ideen und Vorstellungen, die nicht in mein Selbstbild passen, die anders sind. Ich schäme mich dafür – als würde ich mich selbst und alle anderen um mich herum verraten oder betrügen."
Therapeut*in: „Vielleicht ist diese Scham ein Zeichen dafür, dass es einen Teil gibt, der sich nach Lebendigkeit und Ausdruck sehnt, und einen anderen, der gelernt hat, diesen Teil zu unterdrücken, um Anerkennung oder Zugehörigkeit nicht zu verlieren."

Therapeutische Ziele

- Psychischen Konflikt zwischen Wunsch nach autonomer, lustvoller Sexualität und sozialer Anpassung spürbar werden lassen
- Innere Ambivalenzen beziehungsdynamisch verstehbar machen
- Integration widersprüchlicher Selbstanteile fördern

Psychotherapeutische Arbeit mit LGBTQ*-Personen

4

Menschen suchen eine Psychotherapie oder eine psychologische Beratung in der Regel dann auf, wenn die Bewältigung ihrer Schwierigkeiten die eigenen Kräfte übersteigt und ihr Leidensdruck sehr hoch geworden ist. Dem vorangegangen sind oftmals andere Bewältigungsversuche, sodass der Entschluss, sich professionelle Hilfe einzuholen, zumeist auf einen wohlüberlegten und bewussten Entscheidungsprozess fußt. Queere Patient*innen machen sich berechtigterweise in der Regel im Vorfeld Gedanken um die individuelle Haltung ihrem/r potenziellen/r Therapeut*in, um einzuschätzen, wie weit sie sich im therapeutischen Prozess im Hinblick auf Ihre Sexualität öffnen und Vertrauen fassen können – und zwar zunächst einmal unabhängig davon, ob ihre psychischen Probleme mit ihrer Sexualität in Zusammenhang stehen oder nicht. Patient*innen haben für gewöhnlich ein gutes Gespür für die Offenheit ihrer Therapeut*innen bezüglich bestimmter Themen. Daher werden sie es auch intuitiv merken, wenn der/die Therapeut*in lesbische, schwule, bisexuelle und heterosexuelle Orientierungen und Transidentitäten als gleichermaßen gesunde und gleichwertige Varianten menschlicher Sexualität und Beziehungsfähigkeit versteht, und den therapeutischen Raum dementsprechend als einen sicheren und wertschätzenden empfinden und positiv besetzen.

Auch wenn Therapie so individuell ist, wie die Menschen, die sie aufsuchen, gilt es bei der therapeutischen Arbeit mit LGBTQ*-Patient*innen einige Besonderheiten zu beachten, die im Folgenden dargestellt werden sollen. Neben zunächst allgemeinen Grundsätzen der affirmativen Psychotherapie und Beratung mit queeren Menschen, stehen in diesem Kapitel typische Beziehungskonstellationen zwischen Therapeut*in und Patient*in im Vordergrund, die für den therapeutischen Prozess nutzbar gemacht werden können. Darauf aufbauend werden einige therapeutische Themenbereiche ausführlicher dargestellt.

4.1 Allgemeine therapeutische Grundsätze

Affirmative Therapie ist ein therapeutischer Ansatz, der speziell darauf abzielt, queere Menschen zu bestärken, ihre Identität wertzuschätzen und sich in einem Umfeld von Akzeptanz und Respekt zu entfalten. Sie wurde entwickelt, um die besonderen Bedürfnisse von Menschen, die eine sexuelle Orientierung oder Geschlechtsidentität jenseits der gesellschaftlichen Normen haben, anzuerkennen und zu fördern. Im Wesentlichen beinhaltet die affirmative Therapie folgende Aspekte:

1. **Validierung der Identität:** Der/die Therapeut*in akzeptiert und bekräftigt die sexuelle Orientierung und Geschlechtsidentität ohne zu urteilen. Das Ziel ist es, den/die Patient*in zu ermutigen, sich selbst zu akzeptieren und zufrieden bzw. stolz auf die eigene Identität zu sein, statt Scham, Selbstzweifel oder Selbstentwertung zu hegen.
2. **Förderung der Autonomie:** Affirmative Therapie betont die Bedeutung der Selbstbestimmung. Queere Patient*innen werden darin unterstützt, Entscheidungen über ihre Identität, ihr Coming-out und ihre zwischenmenschlichen Beziehungen selbst zu treffen, ohne dass ihnen vorgeschrieben wird, wie sie sich fühlen oder handeln sollten.
3. **Empathie und Unterstützung:** Therapeut*innen, die affirmative Therapie praktizieren, bieten einen sicheren Raum, in dem Patient*innen ihre Erfahrungen, Ängste und Herausforderungen im Zusammenhang mit ihrer sexuellen Orientierung oder Geschlechtsidentität teilen können. Der/die Therapeut*in bietet Empathie und Verständnis für die spezifischen Herausforderungen, denen queere Menschen aufgrund von Diskriminierung und Stigmatisierung gegenüberstehen können. Wesentlich ist dabei ein (so weit wie möglich) diskriminierungsfreier und sicherer Raum, in dem die Patient*innen ihre Lebenspraktiken und Identitäten ohne Angst vor Entwertung oder Beschämung sichtbar machen können. Dies ermöglicht ihnen, sich dem eigenen Befinden aufmerksam zuzuwenden und erfahrene Diskriminierungen und Gewalt so einordnen zu lernen, dass sie ihre Selbstachtung erhalten bzw. wiedererlangen können, und mehr Selbstfürsorge entwickeln.
4. **Prävention und Bewältigung von Minderheitenstress:** Affirmative Therapie hilft Patient*innen, die psychischen Belastungen des Minderheitenstresses zu erkennen und zu bewältigen. Der/die Therapeut*in unterstützt dabei, gesunde Bewältigungsmechanismen zu entwickeln, um mit den negativen Auswirkungen von Diskriminierung, Stigmatisierung und Ablehnung umzugehen.

5. **Förderung des Coming-out-Prozesses:** Ein wichtiger Aspekt der Therapie kann die Unterstützung beim Coming-out sein. Dabei geht es nicht nur um den Prozess des Offenbarens der sexuellen Orientierung oder Geschlechtsidentität gegenüber anderen, sondern auch um die Akzeptanz der eigenen Identität und die Auseinandersetzung mit inneren identitätsbezogenen Konflikten und der Angst vor Ablehnung.
6. **Kulturelle Sensibilität und Intersektionalität:** Affirmative Therapie berücksichtigt auch die Intersektionalität der Patient*innen (z. B. queere Menschen, die auch Teil von ethnischen, religiösen oder anderen marginalisierten Gruppen sind). Diese Dimensionen können spezifische Herausforderungen mit sich bringen, die in der Therapie berücksichtigt werden müssen.

Praxisbeispiel

Herr M., der unter den Symptomen einer sozialen Phobie und einer mittelgradigen Depression leidet, sagt im fünften Monat seiner Therapie zu seiner Therapeutin: „Es ist nicht immer klar, wie tolerant Menschen sind oder ob da nicht doch ein unangenehmer Spruch kommt. Als ich das erste Mal hier war, zum allerersten Termin, da habe ich im Wartebereich den Flyer „Schwule Filmtage" gesehen. Ich weiß nicht, ob Sie die da auslegen haben, aber ich dachte schon, *na klar, wer denn sonst*. Da dachte ich, ok, so schlimm wird es nicht werden."

Dieses Beispiel zeigt, wie sogar die Praxisausstattung vertrauensbildend wirken kann und im Sinne eines „affirmativen", d. h. akzeptierenden und validierenden Ansatzes eine Atmosphäre der Sicherheit und Offenheit schaffen kann.

Die unten aufgeführten deutsch- und englischsprachigen Standards bzw. Leitlinien (Tab. 4.1) decken sich mit den Grundsätzen der affirmativen Therapie und bieten eine grundlegende Orientierung für alle Professionelle, die queere Menschen psychologisch beraten oder behandeln. Anzumerken ist, dass diese Standards und Leitlinien von westeuropäischen und US-amerikanischen Autor*innen verfasst wurden, und somit kulturgebunden sind sowie im Zeitgeist der aktuellen wissenschaftlichen und rechtlichen politischen Lage der jeweiligen Länder positioniert werden müssen (Wolf et al., 2015). Das bedeutet nicht nur, dass sie nicht ohne Weiteres auf andere Kulturkreise angewandt werden können sondern auch, dass die Leitlinien innerhalb des (west-) europäischen und US-amerikanischen Kontextes mit der Zeit Ergänzungen und Neuerungen erfahren werden.

Tab. 4.1. Übersicht der Standards und Leitlinien. (Eigene Darstellung)

Leitlinien für die Psychotherapie mit schwulen, lesbischen und bisexuellen Patient*innen	Leitlinien für die Psychotherapie mit transgeschlechtlichen Patient*innen
Guidelines for Psychological Practice with Sexual Minority Persons der American Psychological Association (APA) zur Psychotherapie mit lesbischen, schwulen und bisexuellen Pat (APA, 2021)	*Guidelines for Psychological Practice with Transgender and Gender Nonconforming People* der American Psychological Association (APA, 2015)
Empfehlungen zur Psychotherapie und Beratung mit lesbischen, schwulen und bisexuellen Klient_innen des Fachverbands für Queere Menschen in der Psychologie e. V. (VLSP*) (Wolf et al., 2015)	*Standards of Care for the Health of Transgender and Gender Diverse People* der World Professional Association of Transgender Health (WPATH, 2022)

Die aufgeführten Standards sind nicht bindend, vielmehr stellen sie Empfehlungen dar. Bei einer genaueren Betrachtung fällt auf, dass es sich hierbei weniger um konkrete Handlungspläne (z. B. im Sinne eines Therapiemanuals) handelt, als vielmehr um die Forderung nach einer grundsätzlich anerkennenden, wertschätzenden, offenen Haltung sowie einer Bereitschaft, Neues (*über* und *von* den Patient*innen bzw. Klient*innen) lernen zu wollen. Exemplarisch soll hier auf die von APA veröffentlichten *Guidelines for Psychological Practice with Sexual Minority Persons* eingegangen werden. Weitere inhaltliche Ausführungen zu den jeweiligen Punkten finden sich in der englischsprachigen Publikation:

Grundlagewissen und Bewußtsein

- **Leitlinie 1:** Psycholog*innen wissen, dass Menschen unterschiedliche sexuelle Orientierungen haben, die sich mit anderen Identitäten und Kontexten überschneiden (Stichpunkt: Intersektionalität).
- **Leitlinie 2:** Psycholog*innen kennen die Unterschiede zwischen sexueller Orientierung, Geschlechtsidentität und des Geschlechtsrollenausdruck und können ihre therapeutische und/oder beraterische Tätigkeiten entsprechend anpassen. Dies beinhaltet, die komplexen Wechselwirkungen zwischen sexueller Orientierung, Geschlechtsidentität und Geschlechtsrolle einer zu erkunden und zu validieren und dabei den kulturellen Kontext der jeweiligen Person zu berücksichtigen.
- **Leitlinie 3:** Psycholog*innen bemühen sich, LGBTQI*-Identitäten zu bestätigen und eigene monosexistische Vorurteile zu überprüfen.

4.1 Allgemeine therapeutische Grundsätze

- **Leitlinie 4:** Psycholog*innen verstehen, dass sexuelle Minderheitenorientierungen keine psychische Störung darstellen und dass Bemühungen, die sexuelle Orientierung von Individuen ändern zu wollen, Schaden verursacht.

(A) Auswirkungen von Stigma, Diskriminierung und Minderheiten-Stress

- **Leitlinie 5:** Psycholog*innen erkennen den Einfluss der institutionellen Diskriminierung von Personen, die einer sexuellen Minderheit angehören, an und sehen die Notwendigkeit, diesbezüglich einen sozialen Wandel zu fördern.
- **Leitlinie 6:** Psycholog*innen verstehen den Einfluss von distalen Minderheitenstressoren auf Personen, die einer sexuellen Minderheit angehören, an und sehen die Notwendigkeit, diesbezüglich soziale Veränderungen zu fördern.
- **Leitlinie 7:** Psycholog*innen erkennen den Einfluss proximaler Minderheitenstressoren auf die mentale, körperliche und psychosoziale Gesundheit von Menschen aus sexuellen Minderheiten.
- **Leitlinie 8:** Psycholog*innen erkennen auch die positiven Aspekte der Zugehörigkeit zu einer sexuellen Minderheit an sowie die individuelle und kollektive Widerstandsfähigkeit und Resilienz gegenüber Stigmatisierung und Unterdrückung.

(B) Beziehungen und Familie

- **Leitlinie 9:** Psycholog*innen sind bestrebt, sich über die vielfältigen Beziehungen zwischen Personen, die einer sexuellen Minderheit angehören, informiert zu sein und diese zu respektieren.
- **Leitlinie 10:** Psycholog*innen erkennen die Bedeutung und Komplexität der sexuellen Gesundheit im Leben von Menschen aus sexuellen Minderheiten an.
- **Leitlinie 11:** Psycholog*innen bemühen sich, die Beziehungen von Menschen aus sexuellen Minderheiten zu ihren Herkunftsfamilien sowie zu den Familien ihrer Wahl zu verstehen.
- **Leitlinie 12:** Psycholog*innen bemühen sich, die Erfahrungen, Herausforderungen und Stärken von Eltern sexueller Minderheiten und ihrer Kinder zu verstehen.

(C) Bildung und Beruf

- **Leitlinie 13:** Psycholog*innen sind bestrebt, die Erfahrungen im Bildungs- und Schulsystem zu verstehen, die eine Auswirkung auf Schüler*innen aus sexuellen Minderheiten in Kontext Schule, Universität und Ausbildung haben.

- **Leitlinie 14:** Psycholog*innen bemühen sich um ein Verständnis für die berufliche Entwicklung und den Zustand am Arbeitsplatz für Menschen aus sexuellen Minderheiten.

(D) Berufliche Ausbildung, Weiterbildung und Forschung

- **Leitlinie 15:** Psycholog*innen sind bestrebt, sich selbst und andere in psychologischen Fragen, die für Menschen aus sexuellen Minderheiten relevant sind, weiterzubilden und dieses Wissen zur Verbesserung von Ausbildungsprogrammen und Bildungssystemen zu nutzen.
- **Leitlinie 16:** Psycholog*innen bemühen sich um eine positive Haltung gegenüber Personen und Gemeinschaften, die einer sexuellen Minderheit angehören, in allen Aspekten der Planung, Durchführung, Verbreitung und Anwendung von Forschungsarbeiten zum Abbau gesundheitlicher Ungleichheiten und zur Förderung der psychischen Gesundheit und des Wohlbefindens.

> **Praxistipp**
> Wie wir als Psychotherapeut*innen Sprache verwenden, welche Ausdrücke und Anreden wir benutzen (und welche nicht), sind von großer Bedeutung für unsere Patient*innen. Hierbei ist es keineswegs verwerflich, offen mit eigenen Unsicherheiten und Unwissen umzugehen. So bezeichnen sich Transidente z. B. selbst häufig als »trans Person« und unterscheiden zwischen »trans Mann« (dem weiblichen Geschlecht zugewiesen, aber mit männlicher Identität) und »trans Frau« (dem männlichen Geschlecht zugewiesen, aber mit weiblicher Identität). Es kann aber auch vorkommen, dass sich eine Person, insbesondere nach vollzogenen Transitionsschritten, als »Mann« oder »Frau« versteht, und die »trans« Vorsilbe keine Rolle mehr spielt. Non-binäre Menschen im englischen Sprachraum präferieren das Pronomen „they", im Deutschen werden manchmal sog. Neopronomen bevorzugt wie „dey".
> !!! In jedem Fall erleben es Patient*innen in der Regel als Zeichen von Respekt und Wertschätzung, wenn sie proaktiv gefragt werden, welche Selbstbeschreibung für sie selbst stimmig ist und welche Anrede sie sich von Ihnen als Psychotherapeut*in wünschen würden.

4.2 Die therapeutische Beziehung

Wie zahlreiche Studien zeigen, trägt die Qualität des Arbeitsbündnisses bzw. der therapeutischen Allianz maßgeblich zum Erfolg eines therapeutischen Prozesses bei, und das unabhängig vom jeweiligen Therapieverfahren oder Behandlungskonzept (Flückiger et al., 2019; Krause, 2024). Oftmals sehen queere Patient*innen in ihren Therapeut*innen zunächst ein Mitglied der hetero-cis-normativen Mehrheitsgesellschaft und rechnen (bewusst oder unbewusst) mit einer möglichen Ablehnung. Diese Haltung verschwindet hoffentlich im Verlauf der Therapie, kann aber auch je nach Beziehungsdynamik bleibend sein oder phasenweise virulent werden.

Um neben den bewussten auch den unbewussten Aspekten der Patient*in-Therapeut*in-Beziehung Rechnung tragen zu verstehen, werden im Folgenden die Konzepte der „Übertragung" und „Gegenübertragung" eingeführt. Diese Begriffe entstammen der psychodynamischen Theoriebildung, können ihren Grundsätzen nach jedoch verfahrensübergreifend nutzbar gemacht werden und auf die Arbeit mit LGBTQ*-Patient*innen angewandt werden.

Fallbeispiel Frau H.
Eine unter Depressionen leidende 32-jährige Frau H., die in einem als homophobisch erlebten Umfeld aufgewachsen ist und in ihrer Vergangenheit wenig Unterstützung bis hin zu offener Ablehnung in der Familie erfahren hat, vereinbart einen Termin bei einem Psychotherapeuten. Bereits beim Telefonat hat sie ein unbehagliches Gefühl: Der Therapeut klingt irgendwie distanziert und kühl, und hat eine Stimme, die streng und unnahbar auf sie wirkt. Dennoch versucht sie, diese initialen Eindrücke zunächst bei Seite zu schieben und so offen wie möglich ins Erstgespräch hineinzugehen. Bereits in den ersten Minuten des Erstgesprächs merkt sie jedoch, wie sie sich zunehmend angespannt fühlt und immer wortkarger wird. Sie ist verunsichert, denn der Therapeut ist ihr an sich nicht unsympathisch, er stellt auch keine unangenehmen oder unangemessenen Fragen, aber irgendwas lässt sie „Fehl am Platz" fühlen. Im Verlauf des Gespräches verhält sich Frau H. dem Therapeuten gegenüber defensiver und misstrauischer, als es für sie üblich wäre. Der Therapeut hingegen ist innerlich irritiert, fühlt sich ratlos und merkt, dass er überproportional viele Fragen stellt und frustriert von den einsilbigen Antworten der Patientin ist. Gegen Mitte des Gesprächs überlegt er ernsthaft, ob er ihr überhaupt einen Termin für ein

> Zweitgespräch anbieten solle, oder nicht besser gleich zu einem Kollegen verweisen solle, da er das Gefühl hat, ihr aller Wahrscheinlichkeit nicht weiterhelfen zu könne.

Die **Übertragung** meint die unbewusste Wiederholung bzw. Inszenierung verinnerlichter Beziehungsmuster in aktuellen Interaktionen und Beziehungen (Storck, 2025). Dies ist zunächst nichts Therapiespezifisches, wenn man davon ausgeht, dass alle Menschen über vergangene Beziehungserfahrungen verfügen, die ihre aktuellen Interaktionen mehr oder weniger stark färben. Um ein alltagsnahes Bespiel anzuführen: Haben wir in unserer Lebensgeschichte überwiegend positive Erfahrungen mit Institutionen und Autoritäten gemacht (z. B. in Kindergarten, Schule, Berufsausbildung, Ämtern, Arbeitsplatz) werden wir bei unserem nächsten Jobinterview zwar ein wenig aufgeregt sein, aber aller Wahrscheinlichkeit keine allzu großen negativen Ängste und Sorgen bezüglich des Interviewprozesses an sich hegen, weil wir z. B. eine Entwertung oder Bloßstellung erwarten. Waren unsere bisherigen Erfahrungen jedoch überwiegend negativ, und wir haben z. B. wiederholt Kränkung und Beschämung erfahren, werden wir uns vermutlich wachsamer und ängstlicher in diese Situation hineinbegeben, was sich wiederum negativ auf unsere Performance während des Interviews auswirken wird, z. B. weil weniger selbstbewusst auftreten, leiser oder undeutlicher sprechen usw.

Verinnerlichte Beziehungserwartungen können individuell mehr oder weniger flexibel sein, d. h. sie können (analog zu verinnerlichten Glaubenssätzen), global und stabil auftreten und somit psychische Störungen begünstigen bzw. verstärken. Von Übertragung spricht man, wenn diese verinnerlichen Beziehungen sich auch in der therapeutischen Beziehung zeigen bzw. sich unbewusst in Szene setzen. Hier können sie sowohl diagnostisch, als auch therapeutisch genutzt werden. (Rugenstein, 2024).

Die sog. **Gegenübertragung** hingegen ist gewissermaßen die innere „Antwort" (Gedanken, Gefühle, Fantasien, körperliche Reaktionen) der/des Psychotherapeut*in auf die Übertragungsprozesse der/des Patient*in. Die Analyse der eigenen ausgehenden Gegenübertragung ist wichtig, um die Übertragung, und damit die verinnerlichten Beziehungserfahrungen der/des Patient*in, besser zu verstehen. Die Gegenübertragung gibt wichtige Hinweise auf potenzielle, v. a. unbewusste Konflikte, Gefühle und Wünsche der/des Patient*in, die verbal schwer artikulierbar sind, sich aber manchmal umso deutlicher szenisch entfalten.

4.2 Die therapeutische Beziehung

> **Fallbeispiel Frau H. (Fortsetzung)**
> Frau H. ist bereits vor dem Gespräch ängstlich-angespannt, da sie zwar (auf einer bewussten Ebene) auf Unterstützung hofft, aber aufgrund ihrer biographischen Erfahrungen mit wichtigen Bezugspersonen (auf einer unbewussten Ebene) am Ende des Tages „nichts Gutes" vom Therapieangebot des Therapeuten erwartet (=Übertragung wenig hilfreicher Beziehungsangebote auf die Person des Therapeuten). Der Therapeut reagiert unbewusst darauf, indem er zunächst irritiert ist, dann frustriert und hilflos. Diese Gegenübertragung gilt es ernst zu nehmen und zu reflektieren. Der Therapeut könnte seine Reaktionen dazu nutzen, um zu einem näheren Verständnis für das Erleben und die Beziehungsgestaltung der Patientin zu gelangen und dieses ggf. für die Therapie nutzbar zu machen. Er könnte (mithilfe der biographischen Anamnese) z. B. zu dem Schluss gelangen, dass er unbewusst in die Rolle einer ablehnenden, missbilligenden Bezugsperson „hineingeraten ist", die der Patientin die Hilfe und Unterstützung verwehrt. In der Therapie ließe sich diese Beobachtung zur Sprache bringen, indem die negativen Glaubenssätze der Patientin (z. B. Glaubenssatz: „Wenn ich mich mit meinen Sorgen und Ängste an jemanden wende, werde ich eh abgewiesen und allein gelassen") sowie die damit einhergehenden Gefühle (Enttäuschung, Frust und Ärger) eruiert werden.

Um die Gegenübertragung für sich zu reflektieren und nutzbar zu machen, können die folgenden Fragen hilfreich sein:

- Wie erlebe ich die Patientin gerade (z. B. als schüchtern, ängstlich, misstrauisch, frustriert, wütend)?
- Was löst mein Erleben für Gefühle, Gedanken und körperliche Reaktionen bei mir aus? (z. B. Ungeduld, Sorge, Ohnmacht)?
- Wie erlebt die Patientin mich vielleicht gerade? Szenisch verstanden: In welcher Rolle sieht sie mich wohl am ehesten (strenge Autorität, besorgter Vater, hilfreicher Freund)?
- Welches Erleben und Verhalten löst das wohl am ehesten bei der Patientin aus? (z. B. sie wird unterwürfig, provozierend, anlehnungsbedürftig, vertrauensvoll, schweigsam)

Erwähnenswert ist in diesem Zusammenhang der Unterschied zwischen konkordanten und komplementären Übertragungen, die zu entsprechen anderen Gegenübertragungsreaktionen seitens des Therapeuten führen. Tab. 4.2. veranschaulicht diese beiden Formen der Übertragung.

Wichtig zu betonen ist, dass Gegenübertragungen lediglich Hinweise auf das Innenleben von Patient*innen geben, ohne Anspruch auf Richtigkeit oder Vollständigkeit. Es handelt sich also nicht um 1:1 Übersetzungen von Wünschen,

Tab. 4.2 Konkordante und komplementäre Übertragung. (Eigene Darstellung)

Konkordante Übertragung	Komplementäre Übertragung
Der/die Patient*in überträgt Selbstanteile auf den/die Therapeut/in. ↔ Der/die Therapeut*in ist unbewußt mit dem/r Patient*in identifiziert	Der/die Patient*in überträgt „innere Objekte" (Vorstellungen und verinnerlichte Rollenerwartungen bzgl. anderer Personen) auf den/die Therapeut/in. ↔ Der/die Therapeut*in ist mit diesen Rollenangeboten unbewußt identifiziert
Bsp.: Herr B. berichtet von einer frustrierenden Diskussion, den er am Wochenende mit seinem Vater geführt habe. Herr B. ist sichtlich aufgebracht und verärgert. Beim Zuhören merkt auch die Therapeutin Ärger in sich hochsteigen, nimmt im Verlauf aber auch Gefühle der Ohnmacht, Trauer und Resignation bei sich wahr	*Bsp.: Herr B. berichtet von einem hitzigen Streitgespräch mit seinem Partner. Der Partner habe sich wie so oft rücksichtslos und egoistisch verhalten. Herr B. ist sichtlich aufgebracht und verärgert, er spricht immer schneller, und seine Stimme wird immer lauter. Beim Zuhören verspürt die Therapeutin eine Ungeduld, und denkt sich, der Patient möge doch zum Punkt kommen. Sie merkt, dass sie ihm gar nicht mehr so richtig zuhört*
Neben der Identifizierung mit dem Ärger des Patienten über dessen Vater, spürt der Therapeut womöglich andere Anteile von Herrn B. wahr, die neben dem Ärger auch in ihm „schlummern", aber derzeit noch zu schmerzlich sind, um an die Oberfläche zu kommen Therapeutisch kann die konkordante Gegenübertragung genutzt werden, um verdeckte Selbstanteile (hier: Ohnmacht, Trauer) des Patienten zur Sprache zu bringen und zu bearbeiten	Die Therapeutin ist hier womöglich mit einem unempathischen, gleichgültigen inneren Objekt identifiziert, was lebensgeschichtlich einordbar ist. Die vielen Detailinformationen, das Lautwerden der Stimme, das schnelle Sprechen in der Sitzung können als Versuche verstanden werden, mit der eigenen Not beim Therapeuten anzukommen. Versteht der Therapeut diese Dynamik, kann er entsprechend fragend intervenieren (z. B. „Sie scheinen Angst davor zu haben, mit ihrer Not kein Gehör bei mir zu finden, sofern Sie nicht mit Nachdruck Ihre Ansichten vertreten. Kann das sein?")

4.2 Die therapeutische Beziehung

inneren Konflikten und Ängsten sondern stellen meist schon Bewältigungsversuche derselben dar (vgl. Rugenstein, 2024, S. 91 ff.). Wie Storck (2019, 2025) darauf hinweist, ist es in diesem Zusammenhang wichtig, die Eigenübertragung von der Gegenübertragung konzeptionell zu unterscheiden. Mit der Eigenübertragung sind innere Reaktionen und Haltungen des/der Therapeut*in gemeint, die unabhängig vom dem/der individuellen Patient*in auftreten sich aus der Beziehungsbiografie bzw. den Beziehungsmustern des/der Therapeut*in ergeben. Eigenübertragungen sind nicht per se als negativ zu bewerten und realistischerweise auch nicht vollkommen auszuschließen. Sie stellen gewissermaßen „natürliche Nebenprodukte" der individuellen Persönlichkeit der/des Therapeut*in dar, die neben eigenen biographischen Erfahrungen auch politische oder religiösen Überzeugungen, moralischen Werte, ethische Haltungen usw. umfassen. Sowohl für die Eigen- als auch für die Gegenübertragung ist entscheidend, dass die/der Therapeut*in sie wahrnimmt und für das Verstehen nutzbar macht.

Im Zusammenhang mit der Eigenübertragung ist eine Auseinandersetzung mit den eigenen (nicht immer bewussten oder ausgelebten) homoerotischen Anteilen ebenfalls relevant. Sollte es im Bereich der eigenen Sexualität eigene ungelöste Konflikte geben, ist die Gefahr hoch, dass diese den therapeutischen Prozess negativ beeinflussen. Denn genau wie Übertragungen seitens Patient*innen sich szenisch und atmosphärisch vermitteln, werden sich auch Eigenübertragungen seitens Therapeut*innen in Mimik, Gestik, Körpersprache usw. vermitteln und für Verwirrung oder Unsicherheit sorgen.

> **Praxistipp:** Es lohnt sich vor allem bei „Brüchen" oder Konflikten in der therapeutischen Beziehung das Wechselspiel zwischen der Übertragung, Gegenübertragung und der Eigenübertragung anzuschauen. Kann die entstandene Krise der therapeutischen Situation als eine Aktualisierung verinnerlichter Beziehungserfahrungen der/des Patient*in verstanden werden? Was sind vielleicht *meine* persönlichen Anteile, die etwas mit meiner Biographie, mit meinen Beziehungsmustern, meiner eigenen Sexualität usw. zu tun haben und zu dieser Verwicklung beitragen? Wie kann man Verstrickungen im Lichte dieser Erkenntnisse über die eigenen Anteile am besten wieder auflösen?

Es wurde bereits dargelegt, wie Mikroaggressionen (Abschn. 3.1) die psychische Gesundheit von Menschen schädigen können. Grundsätzlich sollte das Therapiezimmer einen sicheren Raum bieten, in dem Patient*innen nicht befürchten müssen, von ihren Behandlern aufgrund ihrer Sexualität entwertet, abgelehnt oder beschämt zu werden. Selbstverständlich ist eine Offenheit und Wertschätzung gegenüber diversen Lebensformen und -praktiken eine Bedingungen für die Behandlung von LGBTQ*- Patient*innen. Als Therapeut*innen sind wir grundsätzlich an einer positiven Entwicklung unserer Patient*innen interessiert, ohne aber unsere persönliche Vorstellung von einem guten Leben, einer „gesunden Sexualität", einer erfüllenden Liebesbeziehung o. ä. auf den/die Patient*in zu projizieren. Es ist dennoch nicht unüblich, dass Behandelnde bestimmten Patient*innengruppen gegenüber aus unterschiedlichen Gründen (persönlichen, aber z. B. auch religiösen oder ethischen Gründen) Vorbehalte haben. So können manche Therapeut*innen nicht gut mit Missbrauchstäter*innen arbeiten, für andere ist es schlichtweg ausgeschlossen, mit bestimmten politischen Identitäten therapeutisch zu arbeiten. Sie entwickeln zu viele negative Eigen- und Gegenübertragungsreaktionen, welche therapeutisches Arbeiten erschweren oder gar verunmöglichen. Können diese nicht ausreichend bearbeitet werden (z. B. in der Selbsterfahrung oder Supervision), ist es wahrscheinlich, dass sie sich in Form von offenen oder verdeckten Mikroaggressionen Ausdruck verschaffen, was ein Verfehlen der therapeutischen Sorgfaltspflicht wäre. Daher gilt es, sich genau zu überprüfen, die eigenen Grenzen zu akzeptieren und in den Fällen, in denen sich heftige negative Gegen- und Eigenübertragungen entwickeln, einen Wechsel der/des Behandelnden einzuleiten.

Im Anschluss an Ermann (2019) und Rauchfleisch (2022, 2023) werden nachfolgend einige Besonderheiten thematischer Beziehungskonstellationen, mit typischen Übertragungs- und Gegenübertragungsdynamiken dargestellt werden:

Idealisierung der/des Therapeut*in Vor dem Hintergrund wiederholter Exklusionserfahrungen können LGBTQ*-Patient*innen die Zugewandtheit in der Therapie als eine noch nie dagewesene Wertschätzung und Akzeptanz ihrer Person erfahren. Eine positiv getönte Übertragung ist an sich für jede Therapie zunächst wünschenswert, da sie eine produktive Zusammenarbeit ermöglicht und Entwicklung seitens der/des Patienten*in befördertet. Problematisch wird es in der Regel, wenn aus dieser milden positiven Übertragung eine idealisierende Übertragung wird, d. h. wenn der/die Therapeut*in als „perfekt" und unfehlbar eingeschätzt wird, oder als „Retter/in", dem/der übermäßiges Wissen oder Macht zugesprochen wird und daher z. B. nicht in Frage stellt oder widerspricht. Der/die Patient*in läuft damit Gefahr, in eine abhängige und „ewig-dankbare" Rolle zu geraten, die seine/ihre Selbstwirksamkeit und Autonomie unterminiert. Kurzfristig mag sich ein ideale/r Therapeut/in (als das „gute" Elternteil) wohltuend anfühlen, weil man sich verstanden und geborgen fühlt, mittel- und langfristig schadet eine übermäßige Idealisierung dem Selbstgefühl der Entwicklung der/des Patient*in, in dem es keinen Raum für Enttäuschung, Kritik oder Konflikt zulässt.

4.2 Die therapeutische Beziehung

Verschweigen wichtiger Themen Sofern der/die heterosexueller Therapeut*in als „moralisierend", befremdet, oder gar als homo- oder transnegativ wahrgenommen wird, kann es schnell dazu führen, dass die Patient*innen aus Angst vor Beschämung das Gefühl haben, Aspekte aus ihrem Leben verschweigen zu müssen. Dazu zählen nicht-monogame Beziehungspraktiken, bestimmte „Szene-Erfahrungen", mit denen der/die Therapeut*in nicht vertraut sein sollte, aber auch Themen wie Kinder- oder Heiratswunsch, weil sie vermeintlich zu „hetero" anmuten.

> **Praxisbeispiel**
>
> **Herr. N.** Ich weiß, das klingt ihn Ihren Ohren bestimmt komisch, und ich weiß auch noch gar nicht, wie das gehen könnte, aber ich kann mir schon vorstellen mit Nick später, also schon in paar Jahren, ein Kind zu haben.
>
> **Therapeutin** Warum soll das komisch klingen?
>
> **Herr N.** Na ja, ein Kind mit zwei Vätern wird vielleicht nicht optimal. Ich hätte schon Sorge, dass das Kind Nachteile hat, in der Schule geärgert wird oder ausgegrenzt. Das würde ich nicht verantworten wollen.
>
> **Therapeutin** Ich finde es zunächst einmal erfreulich zu hören, dass Sie sich in der Beziehung zu Nick nun sicher genug zu fühlen scheinen, sodass sie mittlerweile über ein gemeinsames Kind nachdenken. Ihre Ängste und Sorgen um sollten wir dennoch ernst nehmen und über Sie sprechen. Und auch darüber, wie sich ein Kinderwunsch realisieren lassen könnte, welche Möglichkeiten es für Sie als Paar gebe.

Das Verschweigen wichtiger Themen kann jedoch auch aufseiten der/des Therapeut*in liegen, z. B. wenn er/sie aus Vorsicht zu wenig konfrontiert oder zu selten nachfragt. Hinter dieser Vorsicht steht oftmals das Motiv, nicht diskriminierend oder aufdringlich sein zu wollen. Dabei schafft es gerade Vertrauen, wenn Therapeut*innen offen mit Ihrem Nicht-Wissen umgehen und bei Unverständnis nachfragen. Unkenntnis bezüglich bestimmter Verhaltensweisen oder Lebenspraktiken (z. B. Sprache, Kleidung und Alltagspraktiken, die in der Szene und Communitykultur verankert sind), kann leicht zu Befremdung, Überforderung und Beklemmung seitens der/des Therapeut*innen führen, was sich dann wiederum negativ auf die Therapie auswirkt.

> **Praxisbeispiel:** Der Psychotherapeut und Psychoanalytiker Mazaheri Omrani (2024) gibt einen intimen Einblick in die therapeutische Arbeit mit der „befremdenden" Eigen- und Gegenübertragung. Der Autor beschreibt, dass er vor dem ersten therapeutischen Gespräch mit dem 25-jährigen trans Mann „Tom" eine Mischung aus Unsicherheit und Neugier verspürte. Er hatte Sorge, seine fehlende Vertrautheit mit transgeschlechtlichen Lebensrealitäten könnte offensichtlich werden und unbeabsichtigt Irritationen hervorrufen. Zugleich sei er neugierig gewesen – ähnlich dem Gefühl, einem Menschen aus einer ihm bislang fremden Kultur zu begegnen. Um sich fachlich vorzubereiten, beschäftigte er sich mit grundlegenden Begriffen wie „Transition" und „trans", informierte sich über den Unterschied zwischen geschlechtsumwandelnden und -angleichenden Operationen und vergewisserte sich, dass Transidentität keine psychische Erkrankung darstellt. Im Verlauf dieser Vorbereitung habe sich bei ihm ein Unbehagen eingestellt, das er retrospektiv als Ausdruck einer subtilen Form von Fremdenangst oder transfeindlicher Abwehr deutet – gespeist aus Unsicherheit gegenüber dem Unvertrauten. Der Patient stellte sich mit chronisch depressiven Symptomen und psychosomatischen Beschwerden vor, die trotz seiner Frau-zu-Mann-Transition fortbestanden. Er äußerte Zweifel an der Richtigkeit seiner Entscheidung und sprach von der Befürchtung, einen Fehler begangen zu haben. Im Rahmen der anschließenden analytischen Therapie sei dem Autor deutlich geworden, wie zentral es sei, eigene Irritationen, Fragen und auch affektive Reaktionen nicht reflexhaft zu unterdrücken – etwa aus dem Wunsch heraus, politisch korrekt zu erscheinen. Ebenso warnte er jedoch davor, in eine abwehrende Haltung zu verfallen, die sich unter dem Deckmantel vermeintlicher Meinungsfreiheit („Das wird man doch wohl noch sagen dürfen") entziehe. Ein tragfähiger therapeutischer Weg sei für ihn dann möglich gewesen, wenn es ihm gelang, mit einer offen-forschenden, zugleich ruhigen und respektvollen Haltung sowohl dem Fremden im Erleben des Patienten als auch den irritierten Anteilen in sich selbst zu begegnen.

4.2 Die therapeutische Beziehung

Das Fremde im Gegenüber bringt auch immer das Fremde in einem selbst zum Erklingen. In der therapeutischen Beziehung entsteht dadurch nicht nur ein Raum des Verstehens, sondern auch der Verunsicherung – verstanden eine produktive Störung, die jedoch fruchtbar werden kann, wenn sie nicht vorschnell reguliert oder abgewehrt, sondern bewusst reflektiert wird, wie in dem obigen Bespiel deutlich wird. Das Streben nach „politisch korrektem Verhalten" kann ebenfalls zu einer Form der Abwehr werden, etwa im Sinne einer rationalisierenden Neutralisierung affektiver Anteile. Umgekehrt kann eine unreflektierte Gegenbewegung („Das wird man ja wohl noch sagen dürfen") die Übertragungsebene beschädigen, wenn sie Abwehr unter dem Deckmantel vermeintlicher Authentizität legitimiert.

Angst und Unbehagen der/des Therapeut*in Griffin Hansbury (2017 thematisiert) zentrale Reflexionspunkte für die psychotherapeutische Arbeit mit trans Klient*innen. Er beschreibt, wie cisgender Therapeut*innen im Kontakt mit trans Personen häufig mit unbewussten Ängsten konfrontiert werden – Ängsten, die den klinischen Blick verstellen können. Diese Ängste können sich in pathologisierenden Deutungen oder inadäquaten, grenzüberschreitenden Fragen äußern – Tendenzen, die Hansbury als Ausdruck transphober Gegenübertragungsreaktionen beschreibt. Er fordert daher eine bewusste Reflexion dieser unbewussten, von Angst geprägten Reaktionen und adäquate Supervision. Zu einem ähnlichen Schluss kommt auch eine qualitativ angelegte Studie von Giovanardi et al. (2025), die cis Therapeut*innen zu ihren persönlichen Erfahrungen befragt hat: Therapeut*innen berichteten von spontanen Gefühlen wie Erschrecken, Verunsicherung, Hilflosigkeit oder plötzlicher Anteilnahme, sobald sie in Kontakt mit trans Klient*innen traten. Diese Reaktionen werden von den Autor*innen jedoch nicht als individuelles Versagen betrachtet, sondern als Ausdruck tiefer liegender, unbewusster Muster wie z. B. Unsicherheit im Umgang mit trans Personen oder Angst, etwas falsch zu machen. Die Autor*innen der Studie betonen, dass die bewusste Auseinandersetzung mit diesen Reaktionen – beispielsweise in Supervision oder kollegialer Beratung – nicht nur zur Selbstfürsorge der Therapeut*innen beitrage, sondern auch entscheidend für eine authentisch affirmierende, vertrauensfördernde Beziehung gegenüber trans Klient*innen sei.

4.3 Therapeutische Themen

Die therapeutischen Themen weisen wie bei allen Patient*innen eine große Bandbreite auf und sind individuell und je nach psychischer Symptomatik verschieden. Im Folgenden sollen einige, für LGBTQ*-Patient*innen typische Themen aufgeführt werden: Identitätskonsolidierung, Selbstakzeptanz und Selbstwertstärkung bei wiederholter Diskriminierungs- und Gewalterfahrung und verinnerlichter Homonegativität sowie die Begleitung des Coming-Out Prozesses.

Identitätskonsolidierung

Patient*innen kommen in den unterschiedlichsten Phasen ihrer Identitätsentwicklung zu uns, sodass es sinnvoll ist, sich mit diesen vertraut zu machen (Tab. 4.3).

Obwohl Cass' Modell Anfang der 80-er Jahre entwickelt wurde und auf einer binären Logik (hetero vs. homo) basiert, hat es von seiner Relevanz wenig eingebüßt und wird – vielleicht auch aufgrund seiner Klarheit – in der Sexualpädagogik bis heute genutzt. Es bleibt jedoch kritisch anzumerken, dass Identitätsentwicklung nicht zwangsläufig stufenweise oder in fester Reihenfolge verläuft. Viele Menschen durchlaufen die einzelnen Phasen mehrfach, gleichzeitig oder gar nicht. Identität ist auch nicht das endgültige Ende oder Ziel eines Prozesses, sondern an sich ein fortlaufender Prozess – lebendig, widersprüchlich, manchmal schmerzhaft, und oftmals überraschend (Kenneady & Oswalt, 2014).

Je nach Phase der Identitätsentwicklung verschieben sich die therapeutischen Schwerpunkte: Während die Geschlechtigkeit bei Personen, die sich in ihrer Identität als gefestigt erleben, möglicherweise weniger ein großes Thema ist, wird sie in den Phasen der Identitätsunsicherheit und Identitäts-Vergleichs vermutlich von großer Wichtigkeit sein. In solchen Phasen können offen queere Therapeut*innen eine doppelte Funktion einnehmen: Einerseits können sie sie die Möglichkeit der Identifikation bieten und als stärkende Rollenmodelle erlebt werden. Andererseits können sie (insbesondere, wenn Patient*innen mit eigener Scham oder Angst vor Ablehnung ringen) auch Irritation oder Abwehr hervorrufen, als Projektionsfläche für eigene ungelöste Konflikte fungieren.

4.3 Therapeutische Themen

Tab. 4.3 Phasen der Identitätsentwicklung. (Eigene Darstellung nach Cass, 1979)

Phasen der Identitätsentwicklung	
Gefühl der Unsicherheit oder Verwirrung über die eigene Identität („identity confusion")	Erste Zweifel oder Irritationen in Bezug auf das eigene Geschlecht oder die sexuelle Orientierung; oft begleitet von inneren Konflikten
Vergleich mit anderen („identity comparison")	Die betroffene Person beginnt, sich selbst mit Gleichaltrigen oder gesellschaftlichen Normen zu vergleichen, um die eigene Position besser zu verstehen
Toleranz gegenüber der eigenen Identität („identity tolerance")	Erste vorsichtige Akzeptanz: Das Anderssein wird nicht mehr abgelehnt, aber noch als konfliktbehaftet erlebt
Akzeptanz der eigenen Identität („identity acceptance")	Die Person erkennt ihre geschlechtliche oder sexuelle Identität an und beginnt, sie als Teil ihrer Selbst zu akzeptieren
Stolz auf die eigene Identität („identity pride")	Aus der Akzeptanz entstehen ein aktives positives Selbstwertgefühl und Stolz – auch als selbstwertstärkende Reaktion auf erlebte Marginalisierung
Integration der Identität („identity synthesis")	Die Identität wird als selbstverständlicher Teil der Persönlichkeit erlebt; sie ist in Alltag, Beziehungen und Lebensplanung integriert

Praxisbeispiel

Ein junger Patient in der Phase der Identitätsunsicherheit beginnt eine Therapie bei einem offen schwulen Therapeuten. Obwohl der Patient in den probatorischen Sitzungen noch sehr motiviert erscheint, wirkt er im Verlauf ohne erkennbaren Grund zunehmend gereizt und distanziert. Er äußert, der Therapeut sei „zu präsent" oder „nehme zu viel Raum" ein.

→ Die sichtbare sexuelle Orientierung des Therapeuten könnte beim Patienten einen eigenen inneren psychischen Konflikt oder unbewusste Affekte angestoßen haben (z. B. Scham über eigene Homosexualität, Angst vor gesellschaftlicher Ausgrenzung oder frühere abwertende familiäre Erfahrungen). Der Therapeut wird unbewusst zur Projektionsfläche für jene Anteile, die der Patient selbst noch nicht akzeptieren oder integrieren kann.

In frühen Phasen würde grundsätzlich die Exploration des eigenen Begehrens und/oder des eigenen Empfindens als Mann, Frau oder non-binär im Zentrum stehen. Die Phase der Identitäts-Toleranz und -Akzeptanz hingegen ist wie ein Zwischenraum, bei der die eindeutige Zugehörigkeit zu einer Gruppe und das entsprechende Selbstbild sich noch im Werden oder in der Schwebe befinden. Hier können negative Bilder bezüglich Homo- und Bisexualität und trans Personen virulent werden, die es therapeutisch zu explorieren und kritisch zu hinterfragen gilt. In dieser Phase wird unten näher ausgeführte Förderung der Selbstakzeptanz und des Selbstwertes bedeutsam. In der Phase des Identitäts-Stolz gehen Patient*innen in der Regel sehr offen mit ihrer Sexualität um. Wie Göth und Kohn darauf hinweisen müssen Therapeut*innen hier vermutlich mit starken Abgrenzungsbedürfnissen rechnen (z. B. „Sie können das nie verstehen." „Sie sind ja doch anders als wir." „Was wissen Sie schon davon?"), auf die Therapeut*innen nicht beleidigt oder defensiv reagieren sollten, sondern als phasentypische, entwicklungsförderliche Abgrenzungsversuche, und aber auch als das Benennen von tatsächlichen Unterschieden, die nicht zu verleugnen sind und auch anerkannt werden sollten. In dieser Phase können zudem „Beziehungstests" unbewusst zum Tragen kommen. Patient*innen können versuchen, negative Reaktionen beim Behandelnden zu provozieren, um zu prüfen, ob er/sie nicht doch homo-, bi- oder transfeindlich eingestellt ist. Dies kann z. B. bei heterosexuellen Behandelnden durch entwertende Äußerungen heteronomer Lebensweisen seitens der/des Patient*in vollbracht werden. Oder es können ohne gegebenen Anlass detailreiche Berichte zu sexuellen Praktiken erfolgen, um den Behandelnden unbewusst zu „verschrecken", zu befremden, anzuekeln usw. Der/die Patient*in kann die fachliche Expertise hinterfragen oder absprechen usw. Auch hier gilt es, auf unbewusste Provokationen und Beziehungstests nicht mit Gegenprovokationen zu reagieren, sondern diese als das zu verstehen, was sie sind: Einerseits als Abgrenzungsversuche, andererseits um ein Vertrauenstest gemäß der Frage: „Kann ich auch dann mir ihrer Unterstützung und ihrer Validierung rechnen, wenn ich offensichtlich so anders bin als Sie?" In dieser Phase ist auch das Coming-Out am ehesten zu verorten, sofern es nicht schon vorher vollzogen wurde.

Förderung der Selbstakzeptanz und Selbstwertstärkung

Wie oben dargestellt, wirken sich vergangene und aktuelle Diskriminierungs- und Gewalterfahrungen selbstwertschädigend aus und können zu einer verinnerlichten Homo- und Transnegativität führen. Das Gefühl für die eigene Wertigkeit und Liebeswürdigkeit erwerben Menschen entwicklungspsychologisch betrachtet zu allererst in ihrer Ursprungsfamilie. Es sind in der Regel die ersten Bezugspersonen, die uns mit ihren Blicken, ihrem fürsorglichen Verhalten, ihrer Zugewandtheit, ihrem Lob, ihrer „Freunde an uns" ihre Wertschätzung und Zuneigung zeigen, welche wir im Idealfall internalisieren. In retrospektiven Befragungen schildern viele erwachsene queere Menschen von einem unbestimmten Gefühl, anders gewesen zu sein, nicht richtig dazu zu gehören, sich nicht richtig verstanden oder gesehen gefühlt zu haben. Dabei scheint die Haltung und das Verhalten der Eltern eine große Rolle zu spielen: Wenn sie z. B. von dem geschlechterrollen-non-konformen Verhalten ihrer Kinder verärgert sind, „korrigierend" eingreifen, drängen, tadeln oder anderweitig ihre Unzufriedenheit und Ablehnung zu erkennen geben (Rauchfleisch, 2019a). In der Therapie ist es wichtig, diese frühen Erfahrungen mit den Patient*innen einzuordnen (ohne die Eltern oder andere wichtige Bezugspersonen gänzlich zu entwerten oder zum Feindbild zu machen). Dies hilft zu verstehen, dass der Ursprung für das „Falschheitsgefühl" von Damals, das sich oft bis in die Gegenwart durchzieht, am ehesten in der nicht (immer) validierenden frühen Umwelt liegt. Ebenso gilt es, aktuelle Erfahrungen von Diskriminierung zur Sprache zu bringen und sie auch als solche zu benennen, um sie somit mit der Wertigkeit der eigenen Person zu entkoppeln.

Patient*innen fühlen sich in der Regel entlastet, wenn sie die möglichen Folgen internalisierter Homo- und Transnegativität zu hören bekommen: innere Konflikte, Selbstabwertungen und Abwertungen bzw. Entsolidarisierung anderer queerer Menschen, psychische und physische Stressreaktionen wie Trauer und Angst, aber auch mangelnde Selbstfürsorge, die sich z. B. im selbstschädigenden oder selbstvernachlässigenden Verhalten zeigen kann. Das soll nicht bedeuten, dass die vorliegenden psychischen Probleme einer therapeutische Hilfe aufsuchenden Person allein auf Marginalisierungserfahrungen zurückgehen. Vielmehr geht es darum, mit einer offenen Haltung an das Verständnis für die Entstehung und Aufrechterhaltung der vorliegenden Symptomatik heranzugehen und gemeinsam potenzielle proximale und distale Stressoren zu explorieren und vorhandene Ressourcen zu identifizieren bzw. potenzielle aufzubauen, um die Selbstwirksamkeit zu stärken. Die Erarbeitung von selbstwertstärken Alltagsstrategien gegen diskriminierendes Verhalten kann ein Mittel dabei sein und folgendermaßen umgesetzt werden:

- situatives Benennen und Widersprechen bzw. Sich-wehren
- das Aufsuchen von Beschwerdestellen (z. B. Gleichstellungsbeauftragten oder Antidiskriminierungsstellen).

- das Aufsuchen von Beratungsangeboten und Empowerment-Workshops, denn ein Austausch von Diskriminierungserfahrungen innerhalb von Peergroups kann u. a. Problemlösung und Emotionsregulation unterstützen
- Politischer Aktivismus selbstwertstärkende und Selbstwirksamkeit stärkende Strategie (Szymanski et al., 2023).

Reale strukturelle und interpersonelle Diskriminierung anzuerkennen, bedeutet nicht, sie aus der Welt zu schaffen, vor Allem wenn sie bereits in der Vergangenheit liegt. Doch kann ein begleiteter Trauerprozess (bei dem auch Gefühl des Ärgers und Wut ihren berechtigten Platz haben dürfen) über die in der Vergangenheit liegenden Verletzungen ein möglicher Weg sein, sich gestärkter in der Gegenwart zu verorten. Jedoch müssen auch strukturelle Hindernisse und politisch-juristisch auferlegte Begrenzungen als solche benannt werden, sodass ein Umgang mit diesen (derzeitigen) Realitäten gefunden werden kann.

> **Praxisbeispiel**
> Patient: „Ich würde sehr gerne mit meinem Mann nach Ägypten reisen, aber das Land soll sehr schwulenfeindlich sein und ich hätte wirklich Angst dort, auf der Straße zu gehen. Und nur im Hotel will ich auch nicht bleiben. Deshalb haben wir jetzt doch nur wieder Ibiza gebucht." Es wäre an der Lebensrealität des Patienten vorbei, wenn der/die Therapeut*in die Angst des Patienten herunterspielen würde, oder ihn gar ermutigen würde, doch eine Ägyptenreise zu machen.
> !!! Es ist therapeutisch immer wieder zu prüfen, inwiefern Sorgen vor gesellschaftlichen „Gefahren" (Diskriminierungen) berechtigt ist, und inwiefern persönlichkeits- oder symptombedingte Ängste und Unsicherheiten die individuelle Lebensgestaltung einschränken.

Insgesamt gilt es, im Rahmen der oben aufgezeigten Entwicklungslinien auch die persönlichkeitsbezogenen und sozialen Ressourcen der Patient*innen im Auge zu behalten. Welche Personen und Kontexte erlebt der/die Patient*in als wertschätzend, anerkennend und emotional zugewandt? Ist es vielleicht ein Familienmitglied, ein guter Freund oder eine ehemalige Lehrerin? Über welche Persönlichkeitseigenschaften verfügt der/die Patient*in, die eine bisherige positive Identitätsentwicklung gefördert haben (z. B. extrovertiert-sozial, selbstreflexiv, offen, empathisch, lösungsorientiert, selbstwirksam usw.)? Ist der/die Patient*in

Teil sozialer Netzwerke bzw. einer Community, die Raum für Austausch und unterstützendes Miteinander bietet?

Begleitung des Coming-Out Prozesses

Der Coming-Out Prozess kann durch viele (berechtigte) Sorgen und Ängste begleitet sein. Zu diesen können folgende Gedanken und Gefühle gehören:

- Meine Eltern das erfahren, werden sie mich nicht mehr lieben.
- Meine Familie wird sich für mich schämen.
- Ich kann keine gute Christin/Muslima/Jüdin usw. sein, wenn ich … bin. Ich werde dafür büßen.
- Meine Freund*innen werden nichts mehr mit mir zu tun haben wollen.
- Ich werden niemals eigene Kinder haben können.
- Ich verliere vielleicht meinen Job.

All diese Befürchtungen können zu Frustration, Ohnmachtsgefühlen, Selbsthass, Resignation, mentaler und körperlicher Erschöpfung, oder sozialem Rückzug führen. Dennoch ist es wichtig, jede einzelne Befürchtung und Erwartung separat zu adressieren, die Wahrscheinlichkeit ihres Eintretens abzuwägen und potenzielle Verhaltensstrategien und Emotionsregulationsstrategien auszuarbeiten. In der Begleitung des Coming-Out Prozesses spielt die vorab Klärung der Familiendynamik eine große Rolle. Bei wem will sich die Person outen, bei wem (noch nicht)? Einige finden es leichter, sich zunächst ihren Geschwistern gegenüber zu outen, auch weil sie sich (bei einer guten Beziehung) deren Unterstützung beim Outing vor den Eltern oder der erweiterten Familie erhoffen. Für den Fall, dass ein Outing bei Partner*innen, Ehegatt*innen und/oder Kindern wären therapeutisch begleitete Familiengespräche oder ein sog. „Runder Tisch" denkbar. In jedem Fall sollten die einzelnen Coming-Out Schritte gemeinsam sorgfältig vorbereitet werden, wobei der/die Patient*in stets die Kontrolle über den Prozess behalten sollte (und z. B. nicht als „therapeutische Hausaufgabe" outen sollte).

Bei Transidenten Personen kann das Coming-Out in der Regel nicht schrittweise erfolgen, da die Veränderungen am Körper, an der Kleidung, am Auftreten von außen sichtbar sind. Das bedeutet, dass die Coming-out Schritte zeitgleich in mehreren Bereichen vollzogen werden (müssen): In der Familie, am Arbeitsplatz, in Freundschaften usw. Die sofortige Sichtbarkeit stellt die Betroffenen im Allgemeinen vor größere Herausforderungen als es bei homo- oder bisexuellen Personen der Fall ist und bedarf daher in der Regel auch einer umfassenderen

Vorbereitung und intensiveren therapeutischen Begleitung. Wie bereits angedeutet, sind viele Betroffene massiver Transfeindlichkeit ausgesetzt, welche mit folgenden gesellschaftlichen Narrativen unterfüttert werden: trans Personen würden mit ihrer Sichtbarkeit in der Öffentlichkeit eine Frühsexualisierung bei Kindern und Jugendlichen in Gang setzen und sie womöglich verwirren und „anstecken"; es gebe eine „trans-Lobby", die mit Pharmaunternehmen zusammenarbeite, um Profite zu maximieren; das Ziel von Trans*personen sei die Abschaffung der biologischen Geschlechter, der Familie usw. Im Zuge ihrer Analyse zu diesen Narrativen plädiert Ulrike Auge (2024) dafür, die spürbare Ablehnung als Ausdruck tieferliegender, unbewusster Angst zu deuten, wobei trans Personen als Projektionsflächen für gesellschaftliche Ängste fungieren. Indem trans Personen die binäre Geschlechterlogik hinterfragen oder durchbrechen, erzeugen sie Irritationen im individuellen und kollektiven Vorstellungsraum. Dies führt nicht selten zu einem affektiven Reflex: zur Abwehr, Abwertung oder gar Dämonisierung und Gewalt, womit sich Betroffene dann spätestens nach ihrem Coming-out auseinandersetzen müssen.

Schlussbemerkung

Sexuelle und geschlechtliche Diversität ist kein Sonderfall des Menschseins, sondern Ausdruck davon, auf welche unterschiedlichen Arten empfunden, verkörpert und geliebt werden kann. Wenn Psychotherapeut*innen mit queeren Patient*innen arbeiten, betreten sie daher auch keine „Sonderzone", sondern blicken auf einen Teil der menschlichen Landschaft, der lange im Dunklen lag, und dem durch gesellschaftlichen Wandel zunehmend mehr Licht zuteil wird. In diesem Sinne laden queere Identitäten zu einem tieferen Verstehen des Mensch-seins in seiner Wandelbarkeit, seinem Begehren, seinen Brüchen und seiner Ambivalenzen ein.

Die Wege queerer Identitätsbildung sind oft von äußeren Zumutungen geprägt: vom Nicht-Gemeintsein, vom Fremdblick, von der Erfahrung, nicht passend zu sein. Und doch können aus diesen schmerzlichen Erfahrungen nicht nur psychisches Leid erwachsen, sondern auch Resilienz und persönliche Stärke. Die therapeutische Beziehung kann in diesem Kontext einen entwicklungsfördernden Raum bieten, in dem neue Selbstbilder entstehen dürfen. Es geht dann in Therapien nicht bloß darum, Identität zu „bestätigen" oder „herzustellen", sondern darum, die inneren (Such-)Bewegungen der Patient*innen achtsam und wohlwollend zu begleiten: das Schwanken, das Ringen, das Sehnen mit all den komplexen, und manchmal auch widersprüchlichen Emotionen, die dazu gehören.

Daraus ergibt sich eine klare Haltung für die therapeutische Praxis: Wer mit queeren Patient*innen arbeitet, sollte bereit sein, auch die eigenen Annahmen zu hinterfragen, gesellschaftliche Machtverhältnisse zu reflektieren und sich in eine Haltung der Offenheit, Sensibilität und kontinuierlichen Lernbereitschaft zu begeben. Unsicherheiten sollten nicht verdrängt, sondern als Chancen zur Weiterentwicklung angenommen werden, sodass queeren Patient*innen mit Respekt, Empathie und fachlicher Kompetenz begegnet werden kann. In diesem Sinne lässt sich das vorliegende Buch als eine kompakte Einführung in das Themenfeld lesen, die zugleich eine Einladung ist, Psychotherapie als ein Feld zu verstehen, das aktiv mit gesellschaftlicher Vielfalt arbeitet – und sich dadurch auch selbst verändert.

Was Sie aus diesem *essential* mitnehmen können

- Die Dimensionen der Geschlechtigkeit sind: sexuelle Orientierung, Geschlechtsidentität, das zugewiesene Geschlecht sowie die Genderrolle. Diese interagieren miteinander, sind aber nicht voneinander abhängig.
- Homo- und Bisexualität sowie Transidentitäten stellen keine Pathologien dar, sondern Varianten menschlicher Sexualität.
- Diskriminierung, Mikroaggressionen und Minderheitenstress wirken tief in das subjektive Erleben hinein und können zu psychischen Belastungen führen
- LGBTQ*-Personen sind im Vergleich zur Heterosexuellen signifikant häufiger von stressbedingten Krankheiten betroffen, zu denen auch psychische Erkrankungen gehören.
- Besondere Anfeindungen erleben transidente Menschen im öffentlichen Raum, insbesondere im Kontext sog. „intersektioneller Diskriminierung"
- Therapeutische Diskriminierungssensibilität kann nur entwickelt werden, wenn eigene diskriminierende Anteile bewusst wahrgenommen, anerkannt und bearbeitet werden.
- Als eine der wichtigsten Ressourcen gegen Minderheitenstress gilt soziale Eingebundenheit und Unterstützung, und sollte daher gefördert werden.
- Affirmative Therapie zielt darauf ab, queere Menschen zu bestärken, ihre Identität wertzuschätzen und sich in einem Umfeld von Akzeptanz und Respekt zu entfalten.
- Wichtige Themen in der Psychotherapie mit LGBTQ*- Personen sind: Unterstützung bei der Identitätskonsolidierung, Selbstakzeptanz und Selbstwertstärkung sowie die Begleitung des Coming-Out Prozesses.

Literatur

American Psychological Association (APA) (2015). *Guidelines for Psychological Practice With Transgender and Gender Nonconforming People*. Zugriff am 23.02.2025. Verfügbar unter www.apa.org/practice/guidelines/transgender.pdf.

American Psychological Association (APA) (2021). *Guidelines for psychological practice with sexual minority persons*. Zugriff am 08.02.2025. Verfügbar unter www.apa.org/about/policy/psychological-sexual-minority-persons.pdf.

Auge, U. (2024). Über die »Angst« vor trans*Personen. In P. C. Langer & N. O'Donnokoé (Hrsg.), *Transgeschlechtlichkeit und Psychoanalyse: Perspektiven jenseits des Kulturkampfs* (S. 125–165). transcript Verlag. https://doi.org/10.14361/9783839471685.

Beigang, S., Fetz, K., Kalkum, D., & Otto, M. (2017). *Diskriminierungserfahrungen in Deutschland: Ergebnisse einer Repräsentativ- und einer Betroffenenbefragung*. Antidiskriminierungsstelle des Bundes.

Bränström, R., Fellman, D., & Pachankis, J. E. (2022). Age-varying sexual orientation disparities in mental health, treatment utilization, and social stress: A population-based study. *Psychology of Sexual Orientation and Gender Diversity*. Advance online publication. https://doi.org/10.1037/sgd0000572.

Burger, J., & Pachankis, J. E. (2024). State of the science: LGBTQ-affirmative psychotherapy. *Behavior Therapy*. Vol. 55(6), S. 1318–1334. https://doi.org/10.1016/j.beth.2024.02.011

Cass, V. (1979). Homosexuality identity formation: A theoretical model. *Journal of Homosexuality*, 4, 219–235.

Cinatl, E. (2022). Vielfalt: Grundhaltung in der Psychotherapie. In F. Riffer, M. Sprung, E. Kaiser & J. Burghardt (Hrsg.), *Sexualität im Kontext psychischer Störungen: Vielfalt der Normalität und Stellenwert in der Psychotherapie* (S. 97–113). Springer. https://doi.org/10.1007/978-3-662-63726-5_9.

Das Nair, R. & Butler, C. (2012). *Intersectionality, Sexuality and Psychological Therapies*. Blackwell: British Psychological Society and John Wiley & Sons.

Doğan, C. (2024a). Die Bereitschaft zur »inneren Diversität« im Übertragungs- geschehen jenseits heterosexueller Liebesordnungen. *Forum der Psychoanalyse, 40*, 163–175.

Doğan, C. (2024b). Welcome to Barbieland: Plattfüße und Cellulite in einer pinken Dystopie. *Psyche* 78 (8):734–747.

Edelman, L. (2004). *No Future: Queer Theory and the Death Drive*. Durham & London: Duke University Press.
Ermann, M. (2019). *Identität und Begehren*. Stuttgart: Kohlhammer.
Flückiger, C., Del Re, A. C., Wampold, B. E., & Horvath, A. O. (2019). Alliance in adult psychotherapy. In J. C. Norcross & M. J. Lambert (Hrsg.), *Psychotherapy relationships that work: Volume 1: Evidence-based therapist contributions* (3. Aufl., S. 24–78). Oxford University Press. https://doi.org/10.1093/med-psych/9780190843953.003.0002.
Flynn, S. S., Touhey, S., Sullivan, T. R., & Mereish, E. H. (2024). Queer and transgender joy: A daily diary qualitative study of positive identity factors among sexual and gender minority adolescents. *Psychology of Sexual Orientation and Gender Diversity*. Advance online publication. https://doi.org/10.1037/sgd0000733.
FRA – Agentur der Europäischen Union für Grundrechte (Hrsg.). (2013). *EU LGBT survey. European Union lesbian, gay, bisexual and transgender survey. Results at a glance*. Wien. Zugriff am 24.04.2017. Verfügbar unter www.fra. europa.eu/sites/default/files/eu-lgbt-survey-results-at-aglance_en.pdf.
Giovanardi et al. (2025). *From distance to resonance: A qualitative study on overcoming countertransferential anxieties in therapy with transgender and nonbinary patients*. International Journal of Transgender Health. https://doi.org/10.1080/26895269.2025.2509907.
Göth, M. & Kohn, R. (2014). *Sexuelle Orientierung in Psychotherapie und Beratung*. Berlin: Springer.
Hamm, J.A. (2020). *Trans* und Sex. Gelingende Sexualität zwischen Selbstannahme, Normüberwindung und Kongruenzerleben*. Gießen: Psychosozial.
Hansbury, Griffin (2017). Unthinkable Anxieties: Reading Transphobic Countertransferences in a Century of Psychoanalytic Writing. *Transgender Studies Quarterly* 4(3–4), S. 384–404.
Hollinsaid, N. L., Pachankis, J. E., Bränström, R., & Hatzenbuehler, M. L. (2023). Hypervigilance: An understudied mediator of the longitudinal relationship between stigma and internalizing psychopathology among sexual-minority young adults. *Clinical Psychological Science*, 11(5), 954–973. https://doi.org/10.1177/21677026231159050.
James, S. E., Herman, J. L., Rankin, S., Keisling, M., Mottet, L., & Anafi, M. (2016). *The Report of the 2015 U.S. Transgender Survey*. Washington, DC: National Center for Transgender Equality. https://transequality.org/sites/default/files/docs/usts/USTS-Full-Report-Dec17.pdf.
Kenneady, D. A., & Oswalt, S. B. (2014). Is Cass's Model of Homosexual Identity Formation Relevant to Today's Society? *American Journal of Sexuality Education*, 9(2), 229–246. https://doi.org/10.1080/15546128.2014.900465.
Krueger, E. A., & Upchurch, D. M. (2022). Sexual orientation, social support, and mental health resilience in a US national sample of adults. Behavioral Medicine, 48(3), S. 207–215. https://doi.org/10.1080/08964289.2020.1825922.
Küpper, B., Klocke, U., Hoffmann, L-C. (2017). *Einstellungen gegenüber lesbischen, schwulen und bisexuellen Menschen in Deutschland: Ergebnisse einer bevölkerungsrepräsentativen Umfrage Ergebnisbericht*, Hrsg.: Antidiskriminierungsstelle des Bundes. Baden-Baden: Nomos.
Krause M. (2024). Lessons from ten years of psychotherapy process research. *Psychotherapy Research*, 34(3), 261–275. https://doi.org/10.1080/10503307.2023.2200151.

Lim, I.-T. (2021). „Mikroaggressionen" – Konturen eines politischen Konflikts in Hochschulöffentlichkeiten. In K. Hahn & A. Langenohl (Hrsg.), *Protestkommunikation: Konflikte um die Legitimität politischer Öffentlichkeit* (S. 161–190). Springer VS. https://doi.org/10.1007/978-3-658-32778-6_7.

Meyer, I. H. (2003). Prejudice, social stress, and mental health in lesbian, gay, and bisexual populations: conceptual issues and research evidence. *Psychological Bulletin*, 129(5), S. 674–697. https://doi.org/10.1037/0033-2909.129.5.674.

Meyer, I. H. (2015). Resilience in the study of minority stress and health of sexual and gender minority persons. *Psychology of Sexual Orientation and Gender Diversity*, 2(3), 209–213. https://doi.org/10.1037/sgd0000132.

Mazaheri Omrani, N. (2024). Trans Geschlechtsidentitäten in der psychoanalytischen Praxis. *Kinder- und Jugendlichen-Psychotherapie Zeitschrift für Psychoanalyse und Tiefenpsychologie*. Heft 201, 55. Jg., 1/2024, S. 29–46.

Meyenburg, B. (2020). *Geschlechtsdysphorie im Kindes-und Jugendalter*. Stuttgart: Kohlhammer.

Pachankis, J. E. (2007). The psychological implications of concealing a stigma: a cognitive-affective-behavioral model. *Psychological Bulletin*, *133*(2), 328–345. https://doi.org/10.1037/0033-2909.133.2.328.

Pascoe, E. A., & Smart Richman, L. (2009). Perceived discrimination and health: A meta-analytic review. *Psychological Bulletin*, 135(4), 531–554. https://doi.org/10.1037/a0016059.

O'Donnokoé, N., & Langer, P. C. (2024). Psychoanalyse und Trans-/Geschlechtlichkeit: Versuch einer verständnisvollen Verstrickung. In P. C. Langer & N. O'Donnokoé (Hrsg.), *Transgeschlechtlichkeit und Psychoanalyse: Perspektiven jenseits des Kulturkampfs* (S. 7–38). transcript Verlag. https://doi.org/10.14361/9783839471685.

Quindeau, I. (2017). Geschlechtervielfalt und polymorphes Begehren: Queere Perspektiven in der Psychoanalyse. In: E. Hutfless & B. Zach (eds.): *Queering Psychoanalysis: Psychoanalyse und Queer Theory – Transdisziplinäre Verschränkungen*. Wien: Zaglossus, S. 181–210.

Rauchfleisch, U. (2019a). *Transsexualismus – Genderdysphorie – Geschlechtsinkongruenz – Transidentität: Der schwierige Weg der Entpathologisierung*. Göttingen: Vandenhoeck & Ruprecht.

Rauchfleisch, U. (2019b). Sexuelle Identitäten im therapeutischen Prozess – Zur Bedeutung von Orientierungen und Gender. In: M. Ermann & D. Huber (Hrsg.): *Lindauer Beiträge zur Psychotherapie und Psychosomatik*. Stuttgart: Kohlhammer.

Rauchfleisch, U. (2021). *Sexuelle Orientierungen und Geschlechtsentwicklungen im Kindes- und Jugendalter*. Stuttgart: Kohlhammer.

Rauchfleisch, U. (2023): 52 Jahre Erfahrungen mit Transidentität. *Forum Psychoanal*, 39, 41–56.

Rauchfleisch, U. (2024). *Transidentität–Transgender: Transitionsprozesse begleiten und gestalten*. Vandenhoeck & Ruprecht.

Rhodes, J., & Alexander, J. (Eds.). (2022). *The Routledge handbook of queer rhetoric*. Routledge, Taylor & Francis Group.

Rugenstein, K. (2024). *Übertragung*. Gießen: Psychosozial.

Schütteler, C., & Slotta, T. (2023). *Diskriminierungssensible Psychotherapie und Beratung. Basiswissen, Psychotherapie und therapeutische Praxis*. Berlin: Springer.

Schrader, S. (2021). Crossdressing im Melodram: UNE NOUVELLE AMIE (2014). In A. Rothstein (Ed.), *Kulturelle Inszenierungen von Transgender und Crossdressing: Grenz(en)überschreitende Lektüren vom Mythos bis zur Gegenwartsrezeption* (S. 147–170). Bielefeld: transcript Verlag.

Serano, Julia (2007): *Whipping Girl. A Transsexual Woman on Sexism and the Scapegoating of Femininity*. Emeryville: Seal Press.

Spencer, S. J., Logel, C., & Davies, P. G. (2016). Stereotype threat. *Annual Review of Psychology*, 67, 415–437. https://doi.org/10.1146/annurev-psych-073115-103235.

Storck, T. (2019). *Freud heute: Zur Relevanz der Psychoanalyse: Ein Überblick für psychologische und ärztliche Psychotherapeuten*. Berlin, Heidelberg: Springer.

Storck, T. (2025). *Übertragung und Gegenübertragung. Ein Leitfaden für die psychotherapeutische Praxis*. Göttingen: Hogrefe.

Sue, D. W., Capodilupo, C. M., Torino, G. C., Bucceri, J. M., Holder, A. M. B., Nadal, K. L., & Esquilin, M. (2007). Racial microaggressions in everyday life: Implications for clinical practice. American Psychologist, 62(4), 271–286.

Szymanski, D. M., Goates, J. D., & Strauss Swanson, C. (2023). LGBQ activism and positive psychological functioning: The roles of meaning, community connection, and coping. Psychology of Sexual Orientation and Gender Diversity, *10*(1), 70.

Verband für lesbische, schwule, bisexuelle, trans*, intersexuelle und queere Menschen in der Psychologie (VSLP* e. V.) mit und bietet Weiterbildungen zum Thema LSBT*Q-Gesundheit an.

Wolf, G., Fünfgeld, M., Oehler, R. & Andrae, S. (2015). Empfehlungen zur Psychotherapie und Beratung mit lesbischen, schwulen und bisexuellen Klient_innen: Glossar. Mannheim: VLSP. Zugriff am 08.02.2025. Verfügbar unter: www.vlsp.de/sites/default/files/pdf/vpp1-15_s2_empfehlungen.pdf

Wolf, G., & Meyer, E. (2017). Sexuelle Orientierung und Geschlechtsidentität – (k)ein Thema in der Psychotherapie? Psychotherapeutenjournal, 16, 130–139.

World Professional Association of Transgender Health (WPATH) (2022). Standards of Care for the Health of Transgender and Gender Diverse People, Version 8, *International Journal of Transgender Health*, 23.

Worthen, M. G. F. (2023). Queer identities in the 21st century: Reclamation and stigma. *Current Opinion in Psychology*, 49, 101512. https://doi.org/10.1016/j.copsyc.2022.101512.

Zach, B. (2017). Über den freien Fall und die sichere Landung: Zum Erleben der Psychoanalytiker*in in der Arbeit mit Trans*genders und Genderqueers. In: E. Hutfless & B. Zach (Eds..): *Queering Psychoanalysis: Psychoanalyse und Queer Theory – Transdisziplinäre Verschränkungen*. Wien (Zaglossus), S. 533–558.

Zick, A., Hövermann, A. & Krause, D. (2012). Die Abwertung von Ungleichwertigen. Erklärung und Prüfung eines erweiterten Syndroms der Gruppenbezogenen Menschenfeindlichkeit. In W. Heitmeyer (Hrsg.), *Deutsche Zustände* (Folge 10, S. 64–86). Berlin: Suhrkamp.

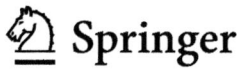

springer.com

Göth · Kohn

Sexuelle Orientierung

in Psychotherapie und Beratung

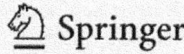

Jetzt bestellen:
link.springer.com/978-3-642-37307-7

GPSR Compliance

The European Union's (EU) General Product Safety Regulation (GPSR) is a set of rules that requires consumer products to be safe and our obligations to ensure this.

If you have any concerns about our products, you can contact us on ProductSafety@springernature.com

In case Publisher is established outside the EU, the EU authorized representative is:

Springer Nature Customer Service Center GmbH
Europaplatz 3
69115 Heidelberg, Germany

Batch number: 08977774

Printed by Printforce, the Netherlands